「ひきこもり」は、腸で治す!?

田中保郎（東洋医学医師）
高石知枝（「ゆいの家」主宰）
中山建三（日本整体学院院長）

山中企画

「ひきこもり」は、腸で治す⁉　目次

序　章　「腸」を診て、「ひきこもり少年」を治した！

なぜ「腸」に注目しないのか

今、最も深刻な社会問題になっている「ひきこもり」。すでに若者たちだけでなく、中高年の「ひきこもり」も急増して、しばしば不幸な事件まで起きています。誰もが、解決に向けて動きだしているはず。

ところが、マスコミに「こうすればひきこもりは治せる」と登場する人たちは、精神科医や心療内科の医師であったり、自立支援団体と呼ばれる人たちであったり、心理カウンセラーであったり。

また、「引きこもりを生んだ社会を変えなくては」と語るＮＰＯ法人の代表であったり、「そもそも日本の雇用システムを直さないと」と語る経済評論家だったり。

一方で、肝心の行政は、その人たちのてんでんばらばらな言い分に右往左往させられつつ、結局、どんな手をうったらいいのか、迷走するばかり。

ずっと不思議でした。今でも不思議です。

なぜみんな「ひきこもり」を「脳」のトラブルと考え、それを前提にしてああだこうだと言い合っているのだろうか？

なぜ「腸」に注目しないのか？

いきなり「腸」が出てきて驚かれた方もいるでしょう。なんで、「ひきこもり」と「腸」が関係あるんだ、とけげん思う方もいるかもしれません。

そこでまずここは、私自身が体験した実例をひとつ紹介しておきましょう。

私、田中保郎は、お腹を診て体のトラブルをチェックする「腹診」と、そのトラブルに適合する漢方薬の処方によって治療する東洋医学の医師です。ですから、患者さんの多くは、通常の病院の西洋医学的な治療法や西洋薬では効能が得られず、最後の「駆け込み寺」のようにやってくる。

ひきこもって、家庭内暴力をふるっていた少年

あの時もそうでした。母親に連れられてやってきたのは中学2年の少年。聞くと、ずっと不登校で家にひきこもり、家庭内では暴力をふるっているという。

実は、その彼が学校に行くのを嫌がり始めたのは小学校3年ころからだったとか。もともとは大人の言うことを聞く大人しくて真面目な子だったので、両親もさほどは気にも留めていませんでした。学校に聞いてもイジメなどのトラブルもなく、学校の成績もまずまずよかったからでした。

ところが、小学校高学年になったころには、症状がどんどん進行していき、ほぼ1日中、家にひきこもる生活が始まったのでした。原因はわかりません。

やがて、彼はほとんど眠らなくなり、食事もあまりとらなくなってしまいました。と同時にお母さんやお姉さんに向けて家庭内暴力を振るうようになり、家の壁は彼が椅子や家具をぶつけるために穴だらけになってしまったとか。

お母さんはありとあらゆる医療施設を回ったそうです。そして出て来た病名は「適応障害」。病名が決まったからといって有効な治療法があるわけではありません。だいたい脳波を調べても異常はないのですから。

しかも診療の最中、彼は医師に対しては大人しく従順であり、家に帰ると暴れるような素振りはまったく見せないのです。

薬は統合失調症の薬から抗うつ剤、睡眠薬など様々なものを試し、精神科以外の病気かもしれないと、脊髄をはじめ、気になるところはすべて検査したそうです。でも、改善の兆候は全くなし。

マトモに会話できるのは1日にわずか10分くらいで、あとは暴れるか、カラの中に閉じこもるか。食事もほとんどしないので、衰弱は進むものの、若いために暴れ出すとなかなか親は止められない。

中学に入ってもひきこもりと暴力は続き、精神科の医師たちには、「もう有効な治療法はない」とさじを投げられたのでした。

ひどかった便秘から治す

お母さんが少年を連れて私のところにやってきたのは、そんなころでした。医師の中には、

「もう諦めて病院に入れてしまった方がいい」

と忠告する人までいたのですが、お母さんだけは、どうしても息子の社会復帰を果たしたくて、諦めきれなかったのです。近所の人から、「だったら田中先生に診てもらえば」

と勧められてやってきたそうです。西洋医学でダメなら、東洋医学で何とかならないか？お母さんにとっては、ワラもすがる心境だったのでしょう。

渋る少年を強引に車に乗せ、いざ来てみたら車から降りようとしない息子を説得し、診療所まで連れてくるのがほぼ一日がかりだったようです。

私は頭を診たりはしません。まず「腹診」です。すると、冷えもひどいし、とにかく張っている。左下腹部を押してみると痛がる。

ひどい便秘なのがわかって、便秘とともに、血の道にもいいとされる「桃核承気湯（とうかくじょうきとう）」という漢方薬をまず処方してみたのです。

しかしお母さんによれば、最初はまったく飲まなかったそうです。本人が医師を信頼してなかったのでしょう。検査や薬でやたらといじくり回されたのに、ちっとも症状は改善されない。その上、「もう病院に入るしかない」とまで言われてしまえば。母や姉に暴力を振るったのも、その八つ当たりでしょう。

やむを得ず、とにかく彼の部屋の前に漢方薬をずっと置いていたら、気が付いたら飲み始めていたそうです。彼なりに、お母さんの必死さが伝わったのでしょう。

　すると、漢方薬を飲みだしてみたら、まず便秘がよくなり、家庭内暴力がピタリと止みました。それから丸2日起きて、2時間だけ睡眠をとる、といったほぼ不眠に近い状態だったのが1日のうちのどこかで熟睡できるようになったとか。

　もちろん、そんなにすべてが急激によくなったわけではありませんよ。相変わらずろくに食べないし、ひきこもりは治ってはいません。

　それからあと、本人はついに一度も私のところには来ませんでした。しかし、すでに一度腹診をしているのである程度までは彼のお腹の状況は見当がつきました。それに、お母さんは何度も私のところに途中経過を報告に来ます。

「どうも、出るウンチが臭いんです」

　とお母さんにいわれれば、「それなら腹を温める薬でなく、冷やす薬を入れてみよう」と処方する漢方薬を変えてみたり、いろいろ試行錯誤も繰り返しました。

　あとは、腸を荒らすこともあって、精神科からもらっていた薬は一切やめてもらいました。

「腸」だけで治った

結局、私が漢方薬を処方し続け、彼が本当の意味でひきこもりから脱したのには1年以上かかりました。それでも、中学3年間で1週間しか学校に行けなかった彼が、全寮制の高校に入れたのです。そこもまたちゃんと皆勤賞で卒業して大学に入り、一人暮らしもはじめました。今は就職して、都心部で働いているそうです。

1年以上というと、長いと感じられる方もいるかもしれません。いや、とんでもない。まだ若かったからこのぐらいの年数ですんだのです。もっと年をとっていて、いろいろな薬を飲まされて「薬漬け」にされていれば、2年や3年でもすまないところです。しかも彼はお母さんの真剣な思いに救われた。普通は西洋医学の治療で一切改善が見られず、医師にサジを投げられれば、「もう治しようがない」と諦めて病院に入れてしまうものです。

それと、肝心な点を繰り返します。彼の治療に関して、私は「脳」のケアは一切していません。ＭＲＩも脳波の検査も一切していないし、お腹の、特に「腸」を診察し、それを整えていくことしか考えませんでした。

でも、治った。腸を整えることで、ひきこもりが治ったのです。

しかし、西洋医学の精神科の医師たちなどは、なかなかこの事実を受け入れようとはしません。

かのドイツ帝国の鉄血宰相ビスマルクは、こういったそうです。

「愚者は経験に学び、賢者は歴史に学ぶ」

別に西洋医学の医師たちを「愚者」という気はありません。ただ、自分のその周囲のエリアだけの「常識」にとらわれ、非常識のかなたに飛び出さないのは、よくないでしょう。

ひきこもりなどの、いわば「心の病」が「脳」によって起きる、という現代の常識は、決して「正しい」ものではない。「歴史」は、「脳」だけに固執せず、もっと広い目をもって解決のために取り組め、といっているのではないか？

「ひきこもり」の解決策の一つに「腸のケア」を

誤解しないでください。

私は、すべての「ひきこもり」が腸のケアで治る、などと大それたことは考えていません。カウンセラーの指導で改善するひともいるでしょうし、支援団体の運営する寮に入って改善する人もいるでしょう。精神科医の投薬治療が効果を生むケースだってあるかもしれない。社会復帰のための公的支援ももちろん必要でしょう。人はみんな一人一人違う。どんな治療法が効果的かは、正直、やってみなくてはわかりません。私にしても、ここにあげたひきこもりの少年の例はうまくいった方で、こうしたものは10のうち2か3がせいぜいです。

ですが、治ったのは事実です。

それ以外にも、私は腸を診ることで、うつ、パニック障害、拒食症、不安神経症など様々な「心の病」を治してきました。

ひきこもりだった少年のように、若い人ばかりではない。中高年の患者さんもいました。治療の時間は若い人に比べて、ほとんど長くかかりました。でも、治った人は、いる。

提案します。

深刻な社会問題になっている「ひきこもり」。その解決策の一つとして、もっと世の中の人たちが「腸のケア」について、真剣に考えてほしい。

選択肢は多い方がいい。

第一章　「ひきこもり」は「脳」ではなく、「腸」に注目せよ！

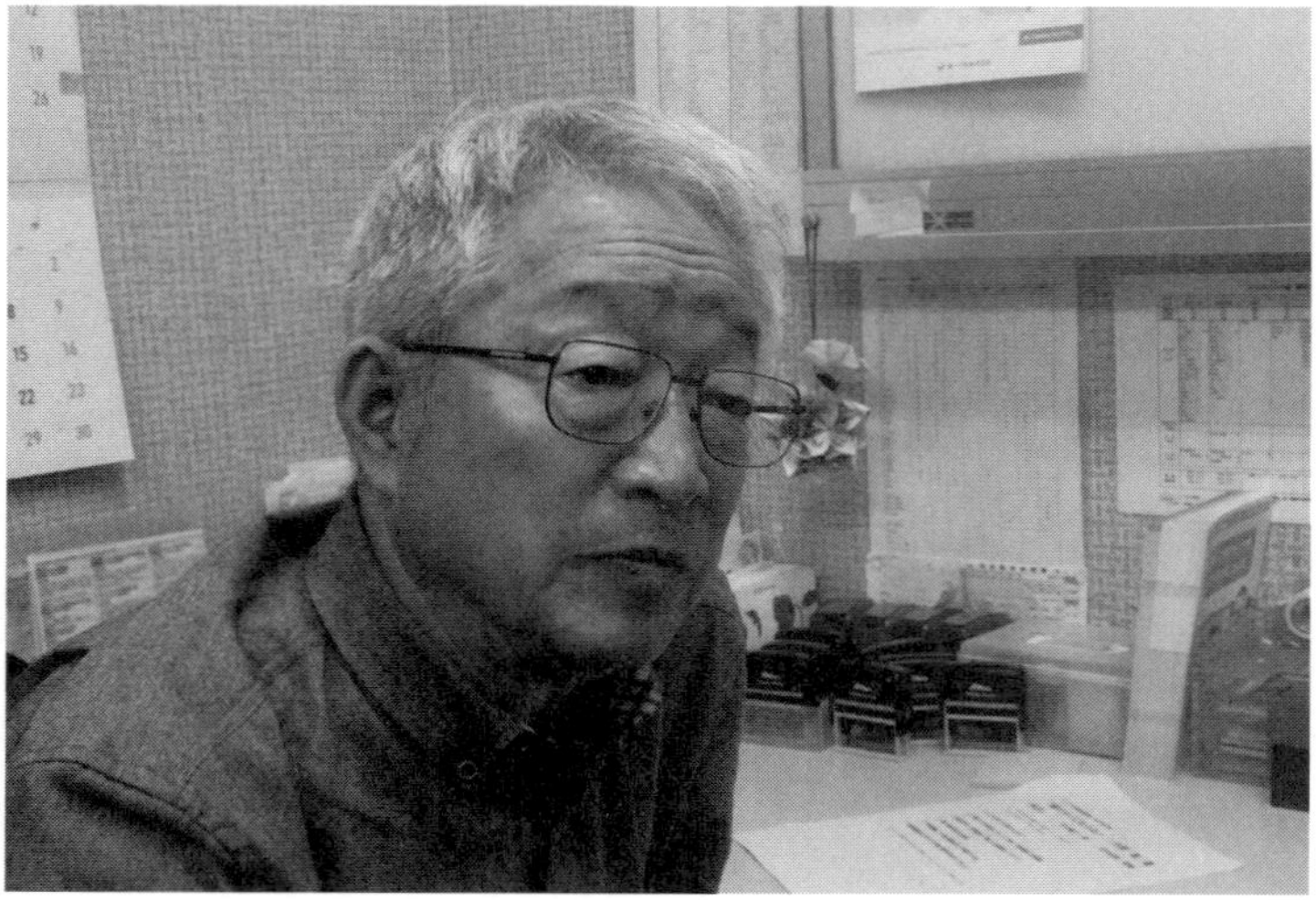

田中保郎（たなかやすお）

昭和17年長崎県出身。42年長崎大学医学部を卒業し、同大学第二外科入局。長崎労災病院の外科部長、長崎県松浦市民病院の副院長などを経て開業。のちに東洋医学の素晴らしさに目覚め、東洋医学医師となる。平成25年、『主治医が見つかる診療所』（テレビ東京系）に出演し、話題になる。

「心」ってどこにある？

「ひきこもり」は「心の病」の一種、とよくいわれます。

私もそう思います。心身のバランスが崩れ、トラブルが生じるのを「病」とするなら、心のバランスが崩れた状態の「ひきこもり」も、やはり「病」です。社会不安障害だの、パニック障害、適応障害、うつ病性障害だの、診察によって、いろいろな名前が付けられることはありますが、結局は「心」のトラブルなのですね。

でも、ならばいったい「心」って体のどこに存在するのか？　という疑問が生じます。

今なら、たぶんほとんどの方は「心」は「脳」にある、と答えるでしょう。

しかし、それが一貫して当たり前の「常識」ではなかったことをご存知ですか？

私が愛読している、というよりも人生において非常に影響を受けた本の中に解剖学者・藤田恒夫先生が書かれた『腸は考える』があります。

そこでまず教えられたのが、生物の進化の過程です。

発生学的に見ると、まずヒドラやヒトデなどの、いわゆる腔腸動物には、腸を含めた、口と肛門が一緒の「腸管」と、それを外から支える組織だけがあったといわれます。やがて、この腸管部分が進化の過程で分化していき、胃、腸、肝臓、膵臓などが出来ていくのです。

一方で、今、人体をすべてコントロールしてると考えられている「脳」はどうなのか？実は腸管に比べて、だいぶあとになってから発生したものなのです。

たとえばヒドラなどでは、お腹が空になると、「エサを獲れ」という指令が腸管から触手を動かす神経そうに出される。あくまで指示出しは腸管です。それで、神経そうの部分が、やがて「脳」に進化していく。

つまり発生学的にみても、動物の心身のコントロールをするのは「脳」である以前に、腸を含めた「腸管」だったのですね。

さらに日本免疫治療研究会会長の西原克成先生は、『内臓が生み出す心』という本の中で、人間には食欲のみならず、名誉欲、色欲、財産欲、睡眠欲と「五欲」があり、人間が何らかの行動を起こすための「自我」はこの「五欲」が基本になる。そして、「五欲」を統括しているのは脳ではなく腸管、ことに腸だ、とおっしゃっています。

読んだのは15年くらい前だったでしょうか。当初、私も半信半疑でした。まだ私は、西洋医学から東洋医学に転じ、ようやく「腹診」を始めたばかりのころで、「心は脳でなく、腸である」との確信は持っていませんでした。ですが、臨床現場での体験が、私を確信させせました。精神科や心療内科などでサジを投げられた「心の病」の患者さんの多くが、腹診をし、腸を整えることで治ったり、治らないまでも症状が大きく改善したのです。

心が「腸」にあるのを知っていた昔の人たち

どうも、今の人より、昔の人のほうが、心が脳ではなく、お腹、あるいは腸に宿っているのを知っていたのではないでしょうか。「腹黒い」「腹の虫がおさまらない」「腹を割って話す」「腹にすえかねる」などなど、いろいろな言葉がありますね。そのすべては、お腹の動きというより、人の心の動きをあらわしています。

「腸（はらわた）」を使った言葉もとても多い。「腸が煮えくり返る」「腸が腐る」「腸がちぎれる」「断腸の思い」とか……。みんな、単なる「腸」ではなく、「腸＝心」が前提になっています。

「背に腹は変えられない」という言葉にしても、どうも通常いわれている「差し迫った事態に他の事を考えている余裕はない」という意味だけではないのかもしれません。「背＝脳」「腹＝腸」と捉えてみたら、「腹が考えたことを、脳ではどうしようもない」と捉えられませんか。

「わかっちゃいるけどやめられない」という言葉もあります。頭では、「もう酒を飲むのはやめよう」と判断しても、腸の「飲みたい」要求には逆らえない、とか。

武士の「切腹」にも腸と心が密接な関係があるのがわかります。

なぜ武士たちは、「死刑」の場合でも、ただ首を斬られるだけでなく、「切腹」をしたのでしょう？　ただの「自害」ならば、首吊りでも毒を飲むでも、いくらでも方法があったはずなのに。

要するに、「切腹」とは死ぬために行った行為ではないのですね。自分のお腹は汚れていない、つまりキレイだというのを示す行為なのです。これはお腹にこそ「心」がある、と考えた証拠です。武士たちは、生命の根源である腸にこそ、自我があるのを知っていたのでしょう。

「お腹」は人体の急所

「当て身」はご存知ですよね。

コブシや肘などで人の急所を突いて気絶させることで、元来、柔道の技ですが、危険なので試合では禁止となっています。ただ、時代劇などでは、よく主人公が当て身を食らわせて悪役を倒す、などというシーンが出てきます。

お腹に当て身を加えて意識がなくなるのは、腸の感覚感情神経の意識がなくなるため、とも考えられます。ひどい下痢や腹痛の時に意識を失うのも同じ現象が起きていると思われます。

ここからも、お腹が、いわば「人の体の急所」なのがわかるでしょう。

ボクシングにおける「ローブロー」も同様です。下腹を叩いたら反則負け。顔や頭はいくら叩いてもいいのにこちらが反則というのは、やはりお腹にこそ急所があるのを示しているのではないでしょうか。

現代医学の発展の象徴ともいえる臓器移植の世界でも、思わぬ事態が起こっています。アメリカで心肺同時移植を受けたクレア・シルヴィアという女性が書いた『記憶する心臓』という本の中で、心肺を移植したら「心」まで変わってしまった、という驚くべき事実が出てくるのです。

その後、テレビのドキュメンタリー番組でも紹介されたのですが、たとえばお酒なんかまったく飲まなかった人が、酒好きの人の心臓を移植されたら、すっかり酒好きになってしまった、文章を書くなんて大嫌いだった人が、ポエム好きの人の心臓を移植されたら、毎日のようにポエムを書くようになった、といった実例が続々出て来た。

これは腸というより、いわば心臓や肺を含めた「お腹」なのですが、「お腹」が変わると心まで変わってしまうことを示しています。

一方で、脳細胞を移植しても人格や心には変化はおきない、という事例もあり、「脳が人の心を全面的にコントロールしている」とはとても言い切れなくなっています。

「精神」と「心」の違い

ここで、混同するといけないので、確認しておきます。

どうも、私の言う「心」は、いわゆる「精神」とは違うのです。

「精神」は、あくまでもコントロールするのは脳です。精神科の医師が脳にこだわるのは当然だと思います。一方で、「心」はそうした体の一部が支配するようなものではなく、体全体にあるもの、と考えています。

手にも足にも頭にも、どこにもみんな心はある。ただ、その中心の役割をしているのが腸をはじめとした「お腹」なのではないか、というわけです。

たとえ話をすればわかっていただけるかもしれません。

テレビ放送でいうと、脳は受像機にあたります。送られてきた電波を受け取って、見る人に映像や音を提供するマシン。いわばハード部門。

では実際に番組を作っているのはどこかといえば、私は腸だと思います。全身から集められた情報をもとに番組作りをして、それを脳に送る。いわばソフト部門。

ハードが「精神」で、ソフトが「心」ともいえますね。

だから、「精神病」と「心の病」は明確に違います。

精神病は、いってみれば脳というハード機器の故障です。たとえば統合失調症は明らかに精神病の一種といえるでしょう。

与えられた情報をうまく整理できなくて頭が混乱して起きる。テレビでいったら、送られてきた電波を処理できずに、映像を映し出せないようなものです。これは精神科に行って、投薬治療をしてもらうのが一番有効でしょう。

いわゆる西洋医学は、人間を体のそれぞれを部品のように考え、悪くなったら修理するか、取り替えてしまえ、という発想で治療がすすみがちです。だから臓器移植というのも生まれました。

その方向性でいえば、精神病はうまくハマります。まるで機械を修理するように治療が進められるからです。

ところが「心の病」はそうはいかない。単に、どこか悪くなった部品を交換したり、修理したりではことはすまないのです。「心」は体全体なのですから。もし交換するなら体ごと替えなくてはいけない。ただ最も古い臓器である腸が最も中心的な位置にいて、その人の「体質」を決めているのです。

さて、本来のテーマである「ひきこもり」に話を戻します。

果たして「ひきこもり」は精神のトラブルなのか、心のトラブルなのか？

いうまでもありません。心のトラブルですね。

現代医学の勘違いが「ひきこもり」を増やす

弱ったことに、今の医学では、こうした「ひきこもり」のような心のトラブルまで、精神科の守備範囲になってしまっています。

どうもチグハグです。本来は「心の病」と「精神病」とは同じように治療してはいけないから、精神科と心療内科を分けたのではないでしょうか。

だが、現実はどうも違いがよく解らない。見ていると、同じような治療をしている。うつ病と診断すれば抗うつ剤を与え、不眠症なら睡眠薬といった具合に。

これでいいのだろうか？　と心配になる。

たとえば不眠症にしても、睡眠薬さえ処方すれば治る、というのは普通に考えてもおかしいではないですか。「眠れない」のは結果であり、まずなぜ眠れなくなったのか、その問題を解決しなくては完治はあり得ません。

金銭トラブルか、人間関係か、身体の痛みなのか、要因は様々です。たとえ睡眠薬を処方しても、ただ一時的に眠れるようになるだけで、長期的な効果があるわけではない。飲み続けると薬物依存症のようになって、どんどん量を増やしていかなくてはいけなくなる危険もあります。

結局、人間の体を部品のように見て、一時的に脳という部品を休ませようといった発想なのです。

私が様々な患者さんをみるに、医師は「ひきこもり」に関しても同じような治療法をとっている。冒頭にあげた少年にしても、一時期、「適応障害」の病名がつけられて、それ用の薬も処方されていたようです。

もっとも医師は金融マンではないから金銭の相談を受けても解決の糸口は示せない

し、心理カウンセラーのように人間関係のアドバイスはしません。やれることといったら、「心」を少しでも安楽にして、外に出てみようと思える「体質」を作るための協力しかない。

そこで、その体質を司る最も大切な場所が「腸」なのです。

「心」を整えるためには、腸をしっかりケアしなくてはいけない。しかし、今の病院での治療は、あまりにもそこがなおざりにされています。

困ったことに、抗うつ剤や睡眠薬、精神安定剤のような薬は、確かに脳をおちつかせるかもしれませんが、確実に腸を荒らします。それでまた、それをカバーするために別の薬を出したりするうちに次第に薬の種類が増えていってしまう。

かえって、今の病院の治療は「ひきこもり」の根を深くして、増やしてるだけなのでは、と心配になったりもします。

「薬漬け」

話しついでに、もう少し「心」と「精神」の問題にこだわってみたいと思います。

仮に、あなたが「職場で上司に執拗なパワハラを受けた」状態を想像してください。このままでは会社にはいたくない、さっさと休んで、しばらく働くのをやめてやれ……。

まさにサラリーマンが「ひきこもり」に入る前段階ですね。

これを脳でとらえた場合、あくまで「パワハラ」されているとの認識があり、それに立ち向かうか、屈服するか、会社をリタイアするかの理性的な判断があります。

ですが、現実はそんな単純なものじゃない。出世欲や財産欲、あるいは付き合っている彼女との結婚ができるかどうかというのも絡むかもしれないし、失業したら家族にどう打ち明けるかも悩む。ストレスとなって食欲も落ち、胃が痛くなったり、便秘気味になったりもするかもしれません。

その末に、腸からのセロトニンなどのホルモン分泌が衰えて、「気力」が減退して、「うつ」から「ひきこもり」に入ってしまう。

終身雇用制も崩れてリストラも当たり前になっている現代で、どなたにもあり得るストーリーです。

ところが、今、そこで精神科の病院に行っても、たぶん出て来た「うつ」の状態を「精神」の病気として単純にとらえ、抗うつ剤を処方されるでしょう。

残念ながら、おそらくその人は薬で腸を荒らされ、「ひきこもり」状態からの脱出は難しい。なぜなら、その医師は「精神」を治そうとしているのであって、本当は「心」を治さないと状況は変わらないからです。

なぜ「脳」ばかりに目を向けるのか？　もっと「腸」をみればいいのに。


私は、現実にいくつもの場所で、「薬漬け」の現場を見てきました。

本来は「心の病」であるはずの症状を脳によって起きる「精神の病」と捉えて、「うつ」ならば抗うつ剤、「不眠」ならば睡眠薬、とほぼ機械的にどんどん薬を出していく状況を。

「ひきこもり」でも、とにかく「うつ」なり「適応障害」なりの病名を決められて、薬が出される。でも、多くの人にとって症状は一種類ではありません。便秘であったり、吐き気がしたり、頭痛があったり、胃が痛かったり、それぞれに薬が出たりすれば、たちまち一日に何十錠も飲まなくてはいけなくなる。

飲む薬は増えれば増えるほど、吸収を受け持つ腸には負担がかかり、ボロボロになる。

以前、私はある大企業の依頼で健康診断の担当医になったことがあります。ところが、そこで「心の病」に苦しんでいた社員の大半は、もはや薬漬けで現場復帰は難しい状態になっていました。

安易に「うつ病」を作り出す現場

言っておきますが、私は抗うつ剤や睡眠薬などを全面否定しているわけではありません。

たとえば薬なしでは睡眠がとれず、何日も眠れない重度の不眠状態の方には、まずは薬を使ってでも強引に眠らせなくてはいけないでしょう。「ひきこもり」の方の中には、そうした睡眠障害の人も少なくありません。

また、うつの症状に苦しみ、そのまま放置して自傷行為や自殺に向かいかねない方もいるでしょう。当座の救済策としての抗うつ剤の投入は必要なことかもしれません。

しかし、どうもなんでもかんでも「うつ」に結びつける今の風潮に、私は疑問があります。

結局、学校でいじめにあってひきこもっても原因は「うつ」、会社で仕事がうまくいかずにひきこもっても原因は「うつ」。「ひきこもり」の多くも、「うつ」と処理されて周囲も納得して治療に入るケースが少なくありません。

そんなに安易に処理していいのかと思う。

私は、いまだに「うつ病」という病気がどういう基準で決められるのか、よくわかりません。本来、「精神の病」を治すのが職務の精神科医師が、そんな基準があいまいで、どうみても「心のトラブル」であろう「うつ」を、病気として認めて診断書を書くのが、納得いきません。

一応、アメリカの精神医学会が「2週間、うつ状態が続いている」「食欲がなく、無気力になっている」などと目安としての基準を作っているらしいですが、それにしたって、単に、そう決めた方が効率よく「病気」を作るための医師や製薬会社側の都合からできたもの、としか感じられません。

確かに、せっぱつまった重い患者さんもいる。でも、単なる「落ち込み」や「心労」まで「うつ病」として、抗うつ剤を処方したりすれば、かえって病人を増やすことになるのではないか？

すいません。これはあくまで私個人の推察です。

長年ひきこもっている人の中には、医師の、こうした安易な診察と薬漬け治療によって「ひきこもり」に追い込まれて行ったケースもかなりあるのではないか、と思う。

もともとは、わずかなキッカケさえあれば外に出られたかもしれない。それを、ほんのちょっとのつまづきで学校や会社に行けなくなって、家族が病院に連れていく。すると、「うつ病」の診断が下り、薬も処方される。

そうなったら、自他ともに認める「病人」です。

結局、本人は家を出るキッカケを失い、ズルズルと薬による「治療」が続けられていく。やがては、いつになっても治らないために、本人も家族も自暴自棄になっていく。

実のところ、精神科の医師の中でも、あまりに「うつ病」を増やし、薬漬け治療が盛んにおこなわれている現状に疑問を持っている方はたくさんいるのではないでしょうか。だが、勤務医であれば、病院の方針に逆らえないというジレンマがあるでしょうし、開業医であれば経営上の理由もあるでしょう。私もかつて開業していたので、よくわかります。病院は、検査をたくさんやって、薬をいっぱい出す方がカネになる。

とはいえ、「ひきこもり」が増える中、医師側がそれを後押しするような行為に走るのは変えなくてはいけません。

「ひきこもり」を生みやすい現代日本の実情

腸と脳とに関していろいろ語ってきました。そろそろ終わりにします。

最後に、私なりに感じた両方の違いについて触れます。それは、「意識」と「無意識」の違いなのではないか、と。

たとえば万引きです。中にはあらかじめ「タダで商品をとろう」とする確信犯もいるでしょう。しかし、多くの人たちは、脳では「そんなことやったら破滅」とわかっている。でもやってしまう。

それが腸からの指令だからです。「脳＝理性」は「腸＝無意識な欲望」には勝てない。詐欺などは別として、犯罪の多くは、この「無意識な欲望」から始まっている。いわば欲望の発信源は腸にあり、それが周囲の内臓にも影響を与えた結果、脳に達するのです。

ところが戦後日本の豊かさの中で満腹のまま成長していくとなかなかギラギラした欲

望は生まれない。

要するにハングリーでなくなる。

それは同時に、生きる意欲というか、石にかじりついても生きてやる、といった生に対する執着が薄れていくのにつながります。

腸は、満腹であるより、腹八分目くらいがいいのですね。


結局、「ひきこもり」が急増する原因も、そこにあります。満腹状態の日本人の腸は、本来あるべき「無意識な欲望」が欠乏しているのではないか。

「薬漬け」になった腸をひとまずキレイにして、その上で元気にしてあげるのは大事です。


でも、ただそれだけでは、正直どうにもならん気もする。

よく「獅子は我が子を千尋の谷へ突き落とす」というではないですか。子供を一人前にするために、あえて親が子を突き放し、自分で生きていく道を模索させる。

欧米などでは、それが普通のことで、一定の年齢になれば子供たちは実家を離れます。徴兵制を敷いている国では、ある年齢になれば、軍隊に入れられ、強制的に親離れさせられる。ところが、日本では親離れ、子離れもできずに子供が実家暮らしをしている家があまりにも多い。これでは「ひきこもり」が増えるのも当たり前です。

私が思うに、親たちの腸も満腹状態でハングリーでなくなっているのではないでしょうか。昔なら、自分たちが生きるのに必死で、成人した子供たちの面倒をみるなんて余裕はまったくなかった。

「ひきこもり」問題を完全に解決するには、日本が、「腹八分目」くらいの豊かさを享受する国に戻るしかないのかもしれません。

第二章　西洋医学では「ひきこもり」は救えない⁉

東洋医学との出会い

ここで、ごく簡単ですが、私自身の、医師として歩んできた道のりを紹介させていただきます。この章は主に東洋医学と西洋医学の比較に関して語っていくわけですが、自分がどのようなスタンスでその両方に関わって来たか、知っていただいた方がいいと思ったからです。

生まれたのは昭和17年長崎。長崎大学の医学部を卒業して、まずは大学の研修医になりました。もちろん日本の医師国家試験は１００％、西洋医学に基づいているため、私も西洋医学の医師としてスタートを切ったのです。

それから10数年の病院勤務を経て、昭和54年に長崎県諫早市で開業しました。ここでも、当初はごく普通の西洋医学医師でした。ただ、病院勤務時代、治療の一つのアイテムとして鍼治療の勉強をしたのが、かろうじで東洋医学的医療と接した最初だったかもしれません。

そんな私が、急に東洋医学に向かい始めたのは昭和60年代になってからです。

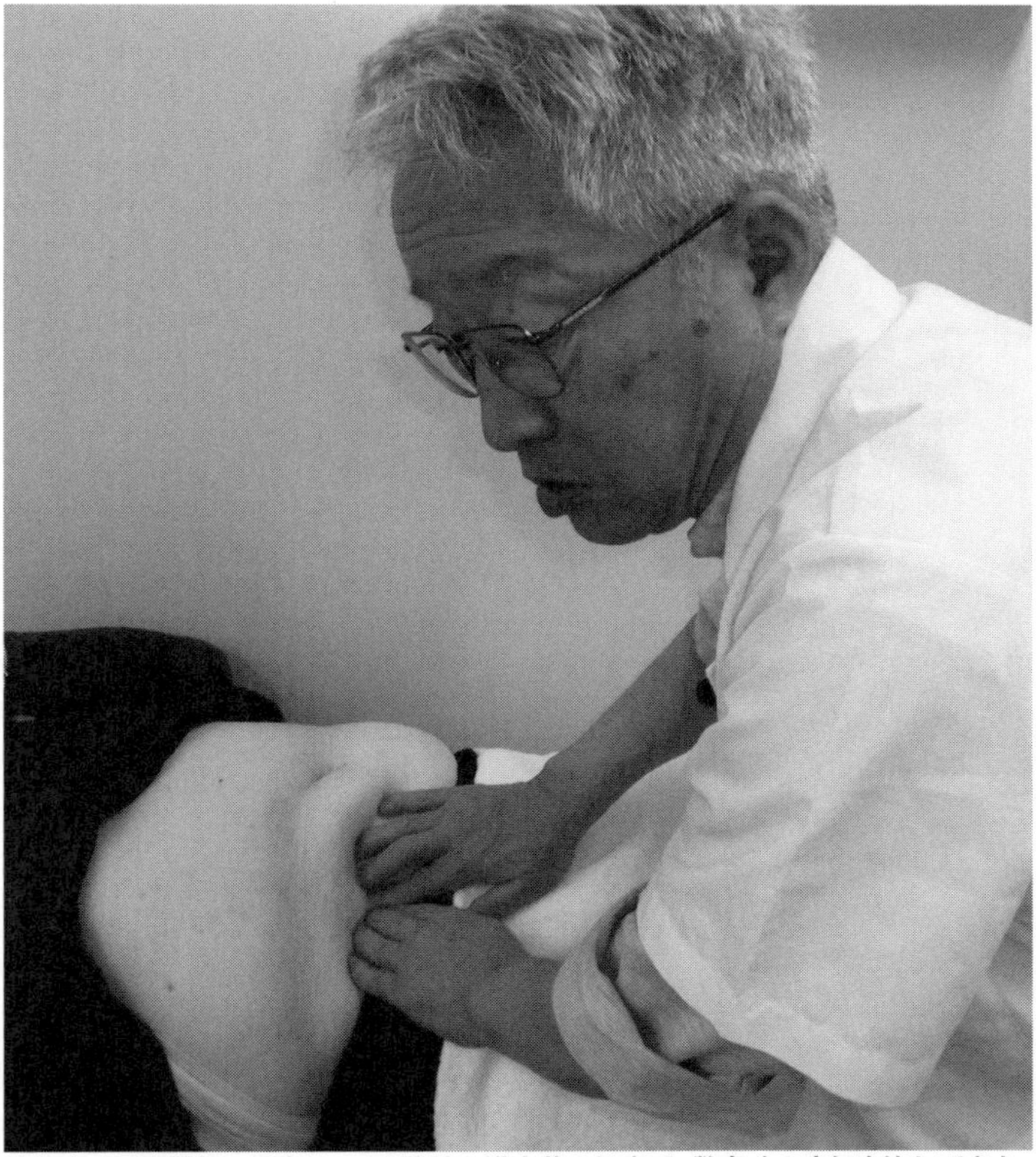

腹診する田中保郎。田中は、この腹診と漢方薬の処方で、数多くの病気を治してきた。

理由は当時の厚生省がいきなり健保の財政悪化を理由に、長期入院患者の保険の点数を下げたことでした。それまで私が経営していた病院は、お年寄りの長期入院患者が収入の柱だったのに、突然、その柱を外されてしまったわけです。

新たな収入の柱を作るためには、病院独自の特色を出して、外来患者を増やさなくてはいけない。そこで、かつて習得した鍼治療の技術を思い出したのでした。

いわば、「病院経営の安定」、つまりカネのために東洋医学的医療の入り口に足を突っ込んだのですね。動機としてはすこぶる不純です。

おかげで、どうにか目的通り、鍼治療で外来も増えてきました。

しかし、いざ始めてみると、元来、凝り性な私としても、単に鍼治療をやるだけではなく、もっと深く東洋医学について学びたくなりました。独学です。私のまわりで教えてくれる人はなかなかいませんでした。

数多く東洋医学の本を読んでいるうちに、それまで私がやってきた西洋医学とは、体や心に対する発想自体が根本的に違うのがわかってきたのです。

西洋医学は、体の部位一つ一つを輪切りにして治療する。頭痛に悩まされた患者なら頭を診て、腹痛ならお腹、鼻炎なら鼻、心が乱れているなら脳を診る。

一方で漢方や、それをもとに日本で改良された東洋医学は、体全体をひとつのものとして考える。頭痛だからと頭を診るより、そうなった「体質」そのものを治していこうと考えるわけです。

それぞれの特徴

勉強を重ねていって、西洋医学と東洋医学がもつそれぞれの特徴もわかってきました。あくまで両方の優れた部分、そうでない部分というだけのことです。

たとえば救急医療となったら、これは西洋医学の方が圧倒的に優れています。戦場で、あるいは交通事故の現場で、けが人一人一人の体質を考えて、なんて余裕はない。足を怪我したのならまず足を、お腹に損傷があればまずお腹を治療しなくてはいけません。

結局、今は臓器移植にまで進化するくらいですから、西洋医学は、こうした応急処置には強い。突然起きた心臓発作でも、西洋医学ならば、手術を含めて、緊急な対応ができる。東洋医学には、それは無理です。

だが一方で、アレルギーや生活習慣病のような、原因がある部位だけに特定できないトラブルについては、西洋医学は対処しきれない。たとえば花粉症でも、西洋医学なら、鼻水が出れば鼻の薬を出し、目がかゆいといえば目薬を出す。本来の原因であるはずの「花粉症になる体質」には手が及ばない。

東洋医学は、その全体の「体質改善」にこそ持ち味があるのです。たとえば健康診断の数値に異常はないのに、どうも体がダルかったり、頭痛、腰痛で困っていたりする、いわゆる「未病」ですね。そうした人たちの症状を改善するのは、東洋医学しかない。

また、西洋医学は、患者さんを診察し、どんな病名かを決めるのが大事な「病名医学」なのです。健診の数値を見、ＣＴやＭＲＩなどを見て、医師が「あなたは気管支炎です」と診断を下せば、そのまま気管支炎の薬が処方される。つまり医師の仕事の中心は病名の決定になります。これをハリソンの医学といいます。

病名さえ決まってしまえば、治療法はどのケースでもそう大きな違いはありません。患者さん一人一人の体質とはあまり関係なく、風邪なら風邪薬、頭痛なら頭痛薬といった形で処方されていきます。

効率的に診察が行える上に、ベテラン、若手関わりなく、一定以上のレベルの治療を受けられるメリットがあります。

いわば大量生産品のような、レディーメイドの医療ですね。

しかし東洋医学はそうはいかない。まず患者さん一人一人の脈を診たり、お腹を診たりなどして、それぞれの体質をつかむ。その上で治療法を考え、使用する漢方薬も決めていく。

オーダーメードの医療なのです。

だから手間もかかるし、医師ごとの技術の差も激しい。

私はあえて東洋医学を選んだ

どちらが上とか下ではありません。一長一短なのです。

ただ、日本は国家として、明治維新後、西洋医学を正式な医学として認定しました。欧米こそが「先進国」であり、それに追いつきたいという意欲とともに、あきらかに西洋医学の方が「便利」だったからです。

日清戦争、日露戦争と戦争を重ねていく中で、戦場で救急医療が出来る西洋医学は、ぜひ積極的に導入したかった。とともに、伝染病を克服する細菌学の発達なども、近代国家を目指す上で急務だったのです。

江戸時代は主流だった東洋医学も、そんな時の流れの中で「古くさいもの」として隅に追いやられ、まるで根拠のない「迷信」のような扱いを受けるようになりました。

そういう私自身、大学を出て医師になったばかりのころは、東洋医学は西洋医学に比べて遅れて劣ったものだ、と漠然とイメージしていました。何しろ大学でも東洋医学を学んだことなど一切なかったのですから。

今でも、日本人の多くは、西洋医学の方が「正しい医学」で、東洋医学を「民間療法なども入った、ちょっと胡散臭いもの」と思っているかもしれません。

仕方ないですね、日本の政府も、ずっとそういう教育をしてきたのだから。

ところが、両方の実像を比較してみたら、果たしてみんなが考えているほど西洋医学の方が優れているの？　と疑問に感じるようになっていたのです。

西洋医学が、病名にそって治療法を決める「病名医学」だと、前に語りましたね。それは草木にたとえると、よくわかります。花が枯れそうになったら、まず花の状態を改善しようとしてそれに合った薬を捜す。いわゆる「病状＝病巣」としてみる「対症療法」です。

一方、東洋医学は、もし花や葉が枯れそうになっても、まずその根っこや土壌などから改善して、「体質」をよくしようとする「病状≠病巣」の「対証療法」です。

その両方の違いがわかった時、私は自分がどちらの道を選びたいか考えました。

まず西洋医学における医師の果たすべき役割とは何だろう？　検査をするなら検査技師がいるわけですし、患者のケアなら看護師がいる。結局、医師は直接診察するより、パソコンに出た数値や画像を見て「病名」を決めるだけの存在になっているのではないか？　比べてみると、東洋医学は、医師自らが患者の体に直接触れ、一人一人と向かい合いつつ治療法を考えていく。

医師としての「やりがい」ならば、東洋医学のほうがずっとあるのではないか、と感じたのでした。

「東洋医学考根論」にたどりつく

とはいえ、まだ迷いはありました。もし東洋医学の道に進むとして、どんな診察法がベストなのか？　脈拍を診る脈診、舌を診る舌診、お腹を診る腹診など、東洋医学でもやり方はいくつもあります。

そんな時に出会ったのが、江戸時代の漢方医・吉益東洞が残した、この一言でした。「万病は腹に根ざす。これをもって病を診するには、必ず腹を窺う」

お腹の調子さえよくすれば、必ず病気もよくなる、というのです。

半信半疑ながら、それを実践してみることにしました。「腹診」によって患者の体全体の情報をつかみ、それに見合った漢方薬を処方して治療していく。

やってみて、思わぬ現象が起きたのです。お腹を整えることによってアレルギーをはじめとした、お腹と直接関係がなさそうな病気がよくなっていく。ついには「うつ」「パニック障害」などの「心の病」やパーキンソン症候群、アルツハイマーなどの症状の改善例も出て来たのです。

それらは皆、「対症療法」の西洋医学ではなかなかいい治療法が見つからず、「難病」として分類されたものでした。

私なりに、わかってきました。

草木でいうなら、花や葉よりも、土壌から栄養分や水分を吸収し、それらを花や葉に送る「根っこ」の方がより重要なのではないか？

だったら、人間の体の「根っこ」にあたるのは「腸」です。腔腸動物の段階から、最も最初に生まれた臓器であり、しかも外から入ってくる水分や栄養分を吸収して、全身に送る大切な役割を果たしている。

いわば会社における「本店」です。脳でさえ「支店」の一つに過ぎない。植物でいう、根が腐る「根腐れ」が葉や花や茎や、全体に悪影響を与えるように、もし腸が「根腐れ」を起こしたら、人間の体も心も、あらゆるところにトラブルが起きるのです。

こうした理論を、私は「東洋医学考根論」と名付けました。

どんな症状でも、まず「体の根っこ」である腸を診る。そう確信が出来て、私は東洋医学の道を選んで、本当によかったと思いました。

最近ですが、ふと、あのフランスの哲学者・パスカルの有名な言葉、

「人間は考える葦である」

を思い浮かべることがあります。人間は、植物の葦と同じに腸という根っこを持って生きている、そう受け取って、とてもパスカルさんに親近感を抱くようになりました。

西洋医学はアイマイが苦手

さて、そろそろ話を「ひきこもり」に戻しましょう。

結局、「ひきこもり」とは病気なのか？　単なる生活形態なのか？　いや、一種のライフスタイルとしてとらえるべきなのか？

考えてみると、非常にアイマイですね。そうしたアイマイなものに対してどう対処するかに、西洋医学の弱点があります。

たとえば「不定愁訴」というものがある。「頭が重たい」「眠れない」など、どうも体調が悪い自覚症状があっても、検査したら、数字には異常はでなかった状態。それでも、西洋医学は、眠れないなら「不眠症」、頭が重たいなら「頭痛」と、まず病名を決めて

薬の処方をします。

ラベリングをしないと安心できないのです。

患者の側もまた、病院に行けば病気を決めてもらえる安心感があって、それに従う。「骨折」とかならいいですよ。明らかに骨が折れているなら、それは当然のラベリングです。しかし「ひきこもり」はそんなに簡単にはくくれない。

たとえ本人や家族が、「自分は病気じゃないか」と病院にやってきたとしても、安易に病名をつけてしまうのはマズいのではないか？

もっと言ってしまうなら、西洋医学的なアプローチで、「ひきこもり」の治療をしようとするのは無理があるのではないか、とすら考えています。

以前、私は「うつ」を、「ビンボー」と同種類の言葉と思ったことがあります。

「うつ」も「ビンボー」も、はっきりした基準なんてない。あくまで相対的なもので、たとえ千円しか持っていなくても自分はビンボーではないと感じる人もいれば、1億円持っていてもビンボーだと感じる人もいる。ヒドい借金を抱えていても、「なるようになるさ」と明るく自分を突き放せれば、ビンボーはさほど苦にならない。「うつ」も自分をうまく突き放せればよくなる、と。

これは、「ひきこもり」にも十分にあてはまるのではないでしょうか。

精神科などに通い、自分にわざわざ病名をつけて、「私は適応障害だから」「私はうつだから」とクヨクヨ思い悩むほうがよくないのでは。どうしても「自分は正常ではない」「世の中からスポイルされている」意識が増幅してしまって、そこしか見えなくなって、心の平安は遠ざかります。

東洋医学には、病名のラベリングはありません。頭痛の人も、風邪の人も、心臓病の人も、うつの人も、「心身のバランスが崩れている人」という点ではみんな一緒です。私の治療は、すべて「腸」を整えて、お腹をバランスのいい状態に戻す、それだけです。

私は、「ひきこもり」を治したいのなら、西洋医学よりも東洋医学の方が向いている、と信じています。

またまだ低い東洋医学への信頼

心身の乱れは、お腹を触っていけばだいたいわかります。

バランスの崩れた患者さんのお腹を触ると、腸とその周辺の臓器を含めたあたりに、必ず「ちょっとヘンだぞ」という気になる兆候があります
冷えている、張っている、固くなってる、触れただけでくすぐったがる、非常に痛がる……。

健康な方のお腹は、まずふっくらモチモチとしていて、とても暖かい。でも、そういう方のお腹は私はあまり触らない。当然です。私が腹診する患者さんたちは、みんな、心身のどこかにトラブルを抱えているから。

正直いって、私には「病気を治している」感覚自体、薄いかもしれません。ただ、その患者さんのお腹を健康な状態に戻すため、冷えていると感じたらあたためる漢方薬を、固くなっていると感じたら和らげる漢方薬を選び、処方するだけなのです。

それでも「心の病」とされるものが多く改善していきます。しかも、そうした患者さんの多くは、他の、西洋医学式の治療をする病院に通っていてはかばかしい結果が出ず、最後の頼みに私のところに来るような人たちです。

比率としては、まだ東洋医学にあまり信頼を置いていない人は多いですね。

自分の息子がひきこもりになって、なんとか治療したいからと、お母さんがその子と一緒に私のところに来るとする。すると、必ず親戚のオバチャンあたりで、

「そんな、漢方なんかやってるようなわけのわかんないところじゃなく、ちゃんとした大学病院に連れて行かなきゃ」

というような人が出てくる。親しい親戚ならともかく、そういうのに限って、普段はあまり付き合いがなかったりもする。でも、お母さんは、「それももっとも」と納得して、結局、一度連れて来ただけで、大学病院にかえてしまうことがよくありました。

悔しいですが、やむを得ないです。世の中の多数派の見方はまだまだ「西洋医学崇拝」で、しかも「大病院崇拝」ですから。「街の東洋医学の医者」よりも「大学の西洋医学の権威」のほうが治療もうまい、と錯覚している。

実態は、えらい先生など臨床の現場にはいなくて、経験の浅い若手医師がかわるがわる診てくれるだけなのに。確かに検査用の機材はたくさん揃っています。でも「ひきこもり」の人が来たとして、いったい何の検査をするのでしょうか？

ただ、反対に、私のところに来て、本人もご家族も安心することもあります。「うつ」

にせよ「ひきこもり」にせよ、自分が「心の病」だとは考えたくない人もけっこういるのですね。それで、私が頭は診ずにお腹ばかり診ると、「あ、自分は頭の病気じゃない」とホッとしたり。

やはり、「精神科」なんかに通いたくない、という人もたくさんいるのです。

「心の病」は腸のケアから

だいたい「心の病」などとひとくくりに言っても、その症状の出方はさまざまです。序章で例としてあげた登校拒否の少年でもそうですが、「ひきこもり」に家庭内暴力が加わったり、不眠や食欲不振が加わったり、一人の中で、多様な症状が出るのです。それにいちいち薬を出していたらきりがない。

私が診察した中に、いわゆる「拒食症」で「引きこもり」状態になった患者さんがいました。要するに空腹になった時に当然起きるはずの「食欲」に逆らって拒食をするために、腸からのホルモンが行渡らず脳に傷害が起こり、不眠や精神不安に陥ったり、内臓の機能不全に陥ったりする。

ひどくなると、腸からのホルモン分泌も途絶えて、死の危険まである。

こうした病気ですら、病院の多くが「脳」の病気ととらえて、腸にあまり関心を払わないケースがあるのは、おかしいです。

私は、どうすれば腸が再生できるかにテーマをしぼり、この拒食症に関しては、腸が受け入れてくれるよう、まずほぼ水に近いお粥から口に入れてから、腸の動きを活性化する漢方薬の投与をはじめました。


まだ完全に原因が解明されていないアルツハイマー型の痴呆症なども、通常の西洋医学の病院では、脳の病気だとはじめから決めてかかっています。

セロトニン、ドーパミンなどは、多くは腸で作られて脳に運ばれて行く。だからこそ、腸の環境が悪化すれば、それは脳につたわり、異変の引き金となる。腸内環境を整備すれば、脳内のドーパミン不足もカバーでき、もっともっとアルツハイマーの治療は進むのではないか、と私は思っています。

すでに、アルツハイマーに、漢方薬の成分として、腸のバランスを取る「釣藤鈎（ちょうとうこう）」や「大棗（たいそう）」といった原料を含むものが有効に働く、とのデータもあります。
数年前に比べて、腸の役割が注目されるようになっているものの、私はまだまだと感じています。

「ひきこもり」を生み出した腸の変化

戦後70年あまりたって、日本社会だけでなく、日本人の腸も変わってきました。ガンの中でも増えたのが大腸がん。かつて日本人の主流だった胃がんを超えてしまっています。

なぜ腸に対する負担がふえていったかといえば、やはり食生活の変化でしょう。肉食や乳製品が浸透して、消化吸収の負担が増えた。とともに、腸をキレイにしてくれる野菜類の摂取量が減って、便秘に悩む人も増えた。

一方で戦前のようにものが食べられなかったり、冷暖房もなく、自然の暑さ寒さを直に受けていたといった体が感じるストレスが減ったものの、受験、就職をはじめ、心に受けるストレスは飛躍的に高まっています。リストラ、派遣切り、イジメなどなど。もう、年々、ストレスのタネはふえるばかり。

腸は、こうした心のストレスのほうに、より悪い影響を受けます。

運動不足も深刻です。パソコンの前で一日中座って作業をする人たちも多く、腸だけでなく、体全体が動きを鈍くしていきます。

体内の生活リズムが乱れているのも、腸の負担を増やします。本来、腸は朝、朝食をとるあたりでぜん動運動が活発になり、夜、寝る前には最低になって睡眠に入るのが理想です。

それにそって「体内時計」も働き、心身のバランスが保たれていた。

ところが現代の日本人は昼夜もバラバラで、食事も不規則。崩壊した「体内時計」が腸の動きまで狂わせているのです。

「ひきこもり」は、そんな時代の産物、というべきでしょうか。

ストレス、運動不足、壊れた「体内時計」……、すべてが現代日本とピッタリ符合します。

私は、ここまで「ひきこもり」は腸で治す、といい続けてきましたが、世の中がこの状況なら、そこから生まれた「ひきこもり」を治すには世の中そのものを治すしかないのかも、と考えるようになっています。

ですが、私は政治家でも、社会運動家でもありません。医者です。

せっせと、みんなの腸を整えるしかありません。

第三章　元気な腸内細菌と基底顆粒細胞が「ひきこもり」を防ぐ!?

腸は「ぬか床」

最近数年間で、「腸内細菌」という言葉を聞く機会がめっきり多くなりました。腸内細菌のかたまりである「腸内フローラ」という言葉さえ、もう多くの人たちが知るようになりました。

特にテレビの影響が大きかったでしょう。ＣＭを見ると、やたらと「ビフィズス菌入り飲料」「乳酸菌入りヨーグルト」などが登場し、「善玉菌」がたくさんあれば健康な腸と健康な体を得られる、などと宣伝されています。

腸内細菌は人間一人につき１００兆個とも１０００兆個もあるといわれ、種類も確実に数百種類は存在しているとされます。重さも合わせると1キロ以上。

体にいい「善玉菌」と悪さをする「悪玉菌」があって、その中間の「日和見菌」もある。「善玉菌」は外から来る病原菌から体を守ってくれたり、身体が自分でトラブルを解消するための自然治癒力をアップさせる働きをしてくれたり、たくさんいいことをしてくれる。その代表がビフィズス菌、乳酸菌だ……このくらいはもう常識になっていますね。

ちょっとそれに、私自身が腹診で、患者さんの腸を診て来た実感で、説明を補足します。私、実は腸は、いわゆるキューリ、ナスなど、様々な野菜を漬けて発酵させる「ぬか床」にとてもよく似ている、と思ったのです。

「ぬか床」で起きている「発酵」という現象は、中にある微生物が様々な有機物を分解、変化させて、おいしくて、体にいい「ぬか漬け」を作ってくれます。たとえば酵母菌が糖分をアルコールと二酸化炭素にするアルコール発酵のおかげで、私たちはお酒を楽しめる。「ぬか床」なら、乳酸菌が糖を分解して乳酸を作る乳酸発酵が起きている。

さらに、「醍醐」と呼ばれる、酢、ブルーチーズ以上に発酵段階が進んだ、究極の発酵食品もあります。

お腹の中にすみつく腸内細菌も、同じように「発酵」を行っているのです。身体の中に入って来た食べ物でも、消化酵素で分解しきれない繊維やたんぱく質、糖質を分解し、体のためになるものを作る。

だから「ぬか床」にいる菌の状態がよければ、うまく発酵した、栄養たっぷりでおいしい漬け物が出来るのに悪いとまずくて体によくない漬物になるように、腸の状態も、発酵の為に動く腸内細菌次第で良くも悪くもなるのです。

腸内細菌は「心」にも大きな役割を

一応、世間的には腸内細菌でも「善玉菌」はできるだけ増やし、「悪玉菌」はなるべくなくした方がいい、と考えられています。

しかし私は、どうもそう単純なものではないと思っています。

人間にはほどよいバランスが必要なのです。車でいうなら、善玉菌がアクセルなら、悪玉菌はブレーキ。それなりに安定した状態なら、共存が出来るのです。

第一、ウェルシュ菌、大腸菌などの、いわゆる悪玉菌も、普段は大人しい。暴れるのは、腸のバランスが崩れて、圧倒的に悪玉菌が善玉菌より優位になったときだけです。

中には、善玉菌だけでは腸から追い出せない病原菌を、悪玉菌が処理してくれるケースもあるとか。

善玉菌にも悪玉菌にも属さない日和見菌は、腸の状態がいい時には善玉菌のお手伝いをして、悪くなると悪玉菌と一緒に悪さをします。

いい状態の腸なら善玉菌が全体の2～3割、悪玉菌が1割前後、残りが日和見菌です。暴飲暴食、寝不足、薬漬けなどいろいろな要因でバランスが崩れ、悪玉菌の比率が上がった時、毒素を生み出して心身に深刻なトラブルをもたらします。

なぜ、ここで腸内細菌に触れたかといえば、それがこの本のテーマでもある「ひきこもり」とも密接なつながりがあるからなのです。

腸内細菌が、人に「生きがい」や「安らぎ」を与える物質のセロトニン、「やる気」を生むドーパミンの合成に深く関わっていて、腸内細菌の働きが弱ると「うつ」などに陥りやすくなる、といわれます。

私は、「うつ」のすべての原因がセロトニンの欠乏、といった単純な図式は素直に肯定できません。ただ原因の一つではあるでしょう。またそれ以上に、人間の「心」に対して脳以上に腸、それも腸内細菌が大きな役割を果たしているのは確かなのです。

単にセロトニンやドーパミンを増やすだけでなく、善玉菌優位の健康な腸内環境を作るのが「心」の健康につながる、とみているわけです。

これはまた、病院で患者さんたちのお腹を触って来た実感でもあります。心のバランスが乱れ「うつ」や「パニック障害」などの症状が出ている患者さんのお腹は、一様に冷えていたり、硬くなっていたり、変調がある。「心の病」なのにお腹がフワフワ、なんていう方はいません。「ひきこもり」の方々も同様です。

明らかに腸内細菌も悪玉菌優位になったり、絶対量が減って動きが鈍くなったりしているのです。

だから逆に、その腸内環境をよくすれば、体や心もよくなるでしょう。

基底顆粒細胞の働き

「基底顆粒細胞」という言葉は聞いたことがありませんか?

これはまだ、腸内細菌と比べて、世の中にまだまだ浸透しておりません。

体の各部分で情報を受け取り、それに合わせてホルモンを放出する細胞のことです。たとえば舌で味を感じる「味蕾（みらい）」などはそれですね。細胞の先端にはブラシ状の微細な毛の冠があって、それがアンテナとなって情報を受け取る。

細胞の底に、人間の心と体のバランスを整えてくれるホルモンが入った顆粒があり、情報をホルモン分泌を通して脳などに伝えるのです。仮に口に入れた食べ物が「おいしい」と感じたら、味蕾はホルモンで伝えます。

肺の基底顆粒細胞なら、吸ったガスの濃度を感じて伝達するし、皮膚のそれは、他人と肌が触れた際、「気持ちいい」か「不快」かなどを伝えます。

鍼やマッサージも、本来の目的は患部を刺激するというより、全身の基底顆粒細胞を刺激してドーパミンを放出させ、それで全身のバランスを整えて体を安らかにリラックスさせることなのです。

皮膚に貼る薬も皮膚からの浸透、吸収によるというよりも、皮下の基底顆粒細胞に作用しているのだろう、と私は思っています。


要するに、神経が情報を受けてホルモンを放出して心身を整える、というのとは別口の、直接、情報を受けてホルモンを出す細胞が体の各所にあるのです。

中でも、中心的な働きをするのが腸の基底顆粒細胞ですね。

かつてはそこから出るホルモンは消化器官系のものに限られているとずっと考えられてきました。ところがなんと「ソマトスタチン」という、脳の下垂体から出るホルモンと同じものが腸からも発見されたのです。さらに研究が進み、ニューロテンシン、エンケファリンなど、脳に存在するすべてのホルモンが腸の基底顆粒細胞から放出されることがわかりました。

あのセロトニンですら、分泌するのは腸の基底顆粒細胞だったのです。

ということは、人間の「心」の健康には、この腸の基底顆粒細胞が深くかかわっているわけです。

さらに腸の基底顆粒細胞から分泌されるホルモンは、ちょうど携帯電話の電波のように、素早く各所に伝わっていきます。それに対して脳から神経によって伝わる指令は、有線の電話のようにゆっくり伝わる。

腸において、いわば二本柱で腸内細菌と基底顆粒細胞は心身のバランスをとってきているのですね。

三つ子の魂百まで

さて、人間は3歳までに、将来、「ひきこもり」になるかどうかが決まっている、といったら、あなたは信用しますか？

いや、そこまで明確には言えないのですが、人間の体と心の健康に大きな影響を与える一人一人の腸内細菌と基底顆粒細胞は、3歳くらいにはほぼ基本形が出来上がってしまうのです。

まさに「三つ子の魂百まで」です。

まず腸内細菌ですが、お母さんの体内で赤ちゃんは無菌状態です。それが普通分娩ですと産道を通る時にお母さんから様々な菌を取り込み、表に出たらまた周囲の微生物に接触、感染していきます。

ごく一般的には、生後3〜4日くらいで善玉菌の代表ともいえるビフィズス菌が増加しますが、離乳期になると、今度は成人型のビフィズス菌と入れ替わり、初めて腸内細菌も安定していきます。

この離乳期については諸説あるものの、私はだいたい1歳半から2歳くらい、と考えています。その時期までで、ほぼその人の腸内細菌の構成も決まります。

指紋などと同じで、腸内細菌の構成も、みんな一人ずつ違う。たとえば近年、老化予防に効果を発揮すると注目されている「エクオール」という物質の生成に関わっている腸内細菌が、日本人全体の4分の1程度しか持っていない、ともいわれています。

持ってる人もいない人もいる。

それまでにどれほどの腸内細菌を体の中にとりこめるかが問題なのです。


腸の基底顆粒細胞については完成時期は3歳前後といわれます。

たくさんの愛情を与えられた子供は、親とのふれあいも多く、自然に基底顆粒細胞のアンテナはすくすく育ちます。一方、そうでなかった子供は、アンテナは上手く育ちません。

どんな人間でも、生まれて来た場所や環境、時代に合わせて体も心も出来上がっていきますから。

私は、この基底顆粒細胞が3歳までにうまく育たなかった子供が、大きくなってから「心」のバランスがとれないままに「うつ」や「ひきこもり」に向かったり、イジメや犯罪にむかったりするのでは、と推測しています。

しかし、一般的には、基底顆粒細胞がうまく育たなかったのは親の育児放棄や虐待などが主な原因と思われがきですが、どうもそうではない、と私はみています。

日本においては、そういうケースよりも、かえって親の過保護、愛情過多からくる場合が多いのではないか。

前にも触れましたが、今の日本人は満腹状態で「ハングリー精神」が欠如しています。幼児のころから基底顆粒細胞が満腹になっていると、そうした貪欲で、ギラギラした生命力が生まれないのです。

親は過剰に与えようとする。それが子供の基底顆粒細胞の未発達を生む。「ひきこもり」は明らかにこちら側が大多数の気がします。

乳母がいたわけ

かつて、日本に限らず、多くの国で王族や貴族の家庭では「乳母」という制度を設けていました。

この制度についても、私は、そのころの権力者が、腸においての「三つ子の魂百まで」を判っていて、その対策として作り上げた制度だろうと考えています。

赤ちゃんの頃に、母親が体調不良や精神不安定のままに授乳したら、子供の腸の発育が遅れ、未完成な腸のまま大きくなる。それを危惧して、乳母を雇ったのではないか？

中国の医学書には、授乳者は辛いものなどを避け、「心の病」の状態などでの授乳は絶対にしてはいけない、などとも記されています。

母親の心理状態は、子供の腸、ないしは魂が出来上がるまでに、強い影響を与えます。母親が「心の病」を背負ったまま子供に接すると、子供には統合失調症にも似た「反応性精神病」の症状が出やすい、ともいわれています。

つまりそれだけ赤ちゃんに対する母親の重要さを意識し、赤ちゃんの腸をどう育てるかに腐心していたのでしょう。

さらには中国では、常に満腹で居たら腸内環境がかえって悪くなり、心の状態も不安定になるのを判っていて、たとえ皇帝の子供でも、決して満腹状態にしないように配慮していたそうです。


どうも、子供の健やかな腸づくりについては、西洋医学よりも東洋医学のほうが向いているのではないかと思いますね。

たとえばアトピーが出たら、西洋医学は皮膚病の薬を処方するでしょう。さらに風邪をひいたら風邪薬、鼻水が出れば鼻炎薬、という具合に、子供まで「薬漬け」にしかねません。しかし東洋医学では、そういう目に見えた目先の症状にはこだわりません。それよりもまず「体の根っこ」である腸を整え、アトピーにならない体質作りをしようとする。

どうも、西洋医学には、何年かに渡って、じっくりと、子供の発育を見て行こう、という発想がないのかもしれない。

私自身の診療での経験によると、特に小腸の状態をよくしていけばアトピーがよくなるケースが多いです。

子供のために「いい腸」を作ろうとすれば、緊急性よりも、まずじっくりと腰をすえて、日々、腸にいい食事を摂ってもらい、腸内細菌や基底顆粒細胞が元気で働ける環境づくりをするのが大事なのです。

親が子供の腸をつくる

3歳までに出来上がってしまった腸内細菌や基底顆粒細胞は、根本的には変えられません。一例として、私がかつて診察した、ある30代女性の話をしましょう。

彼女は長く喘息に苦しみ、ついカッとなると感情のコントロールが効かなくなり、自殺未遂も何度か経験しているような情緒不安定な人でした。

さっそく腹診でお腹を診ると、お腹のヘソの左側に動悸があり、左のお腹の筋肉も硬くなっている。ヘソの下あたりを押すと、やたらとくすぐったがる。

東洋医学でいう「疳の虫」でした。明らかに3歳くらいまでに出来上がる腸内細菌や基底顆粒細胞がうまく出来ず、腸内環境が未発達なまま成長していたのです。

子供の頃から、風邪をひくと3日は喘息に苦しむ体質な上に、感情の起伏が激しく、落ち込んだ状態になると、ずっと家から出られなくなってしまう。つまりは心身バラバラ。

生い立ちを聞くと、生後すぐに両親は離婚し、彼女は継母のもとで幼児期を過ごして、毎日、その継母に叩かれたり蹴られたりしていたそうです。

こんな生活をしていて、まともな腸内環境になるはずがありません。

おかげで彼女は30年たっても、未発達の腸を抱えて苦しんでいたのです。

難しいですね。ここまでねじれた腸を、あとになって100%変えるのは、まず無理です。どこかで後遺症は残ってしまう。

しかし、「ひきこもり」などの場合は、まだ可能性は十分に残っています。それは、多く、本人に対して愛情を持ち、生半可なことでは諦めない親がついていることです。

序章であげた登校拒否の少年の例でも、最後に決め手となったのはお母さんの存在でした。周囲に「もう病院に入れたら」といわれても「治す」という意志を貫き通したお母さん。

私が診察した中で、こんな例もありました。

まだ20代の女性ですが、うまれたのが酸欠状態で、脳に障害が残りました。成人して福祉施設に入寮して、出来る限りの作業もやっていました。しかしイジメにあったらしく、情緒不安定になったのです。

それで家にいったん戻ってみると、ひきこもりはじめ、不眠が続くうえに真夜中にフルボリュームで音楽をかけて踊り出すなど、とんでもない行為を続ける。

お母さんが私のところに相談に来た時も、とても本人がお腹を触らせる状態ではなかったので、まずお母さんのお腹を診ました。親子の腸内環境は似ているので、ある程度までは参考になるのです。そこから始めて、ようやく本人がお腹を触らせてくれたのが半年後。

おそらく、お母さんは彼女が3歳になるまでのころ、しっかりと腸内環境が育つような食事を与え、腸内細菌も基底顆粒細胞も出来上がっていたのでしょう。

2年もしないうちに安定した状態に戻り、彼女の顔からは笑顔が見られるようになりました。

諦めない親、これは「ひきこもり」における大きなキーワードです。

西洋医学との連携も

今まで、やや東洋医学と西洋医学とを対照的にとらえてきていますが、私も、すべてにおいて西洋医学を否定しているわけではもちろんありません。結局のところ、手段はどうあろうと、患者が治ればいい。

ときにはうまく折り合いを付けながら、治療を進めていくのも必要なのです。いい例が、ちょうど今、お話ししたばかりの20代の女性のそれです。

彼女に関しては、心療内科の医師と連動しながらやっていきました。

睡眠薬にしても精神安定剤にしても、心療内科の薬には即効性があります。どんなに激しく騒いだりしても、薬さえ飲めば、ほぼ強制的に近い形で脳は落ち着き、鎮まっていきます。急な発作を抑えるのにも、都合がいい。

漢方薬では、なかなかそれには対処できません。

彼女の発作は、ちょうど生理の時期と合致しているのはわかっていました。生理痛があり、生理が終わるころにイライラして心の状態も悪化する。

ちょうどそのタイミングで発作を抑えるとなったら、やはり西洋薬のほうが効き目が強いのです。

私は、その薬がうまく効いた状態の中で、じっくりと腰を据えて彼女の腸を整えていくのにつとめました。

30代の、幼児虐待を受けて喘息が続く女性に関しても、私は、ステロイドを使ったほうがいいかもしれない、との判断を下しました。

いきなりで、皆さんもビックリされるかもしれません。ずっと東洋医学と言っていた人間が、いきなり西洋医学の中でも、様々な副作用があるので知られるステロイドをあげたんですから。

しかし、実はステロイドには「水をさばく」、要するに体内の余分な水をスムーズに排出する効能があり、体の中の新陳代謝が滞りがちな体質ゆえにバランスが崩れている彼女には有効かもしれないのです。少なくとも喘息だから喘息の薬、精神が乱れているから精神安定剤、と安易に目先の症状と結び合わせた薬を飲むよりも、ずっといい。

とにかく最終目的は「患者を治す」、その前提として「腸を整える」。目的のためには西も東も関係ありません。

いいウンチを出すことから始めよう

私は別に運命論者ではありません。あなたの人生の軌跡は、すでに生まれる前から決まっていた、なんて話はしません。

だから、3歳までに腸内細菌も基底顆粒細胞も最高のものが作れた人が一生健康で、作りそこなった人は心身のトラブルに悩ませられ続ける、と言い切るつもりもありません。

野球のボールにたとえるなら、3歳までに作られる腸内環境は、いわば真ん中の「芯」の部分なのです。そこはあとで直すのは確かに難しい。

しかし、それを包む表皮の部分は、日頃の食生活などで、良くも出来、悪くもなるのです。ですから、赤ちゃんのころ、どんなにいい「腸作り」をされた人でも、大人になって暴飲暴食や不規則な食生活を続けて行けば、腸内細菌は悪玉菌優位になるし、基底顆粒細胞のアンテナも鈍っていきます。逆もまたしかり。

「ひきこもり」状態に陥った人も、誰もが3歳までの腸づくりでつまずいたわけではありません。大人になるまでずっと腸内環境もよかったのに、何かのはずみで挫折をして、そこを起点にガタガタッと崩れて行ったのかもしれない。

では、いつまでもいい腸を維持しようとしたら、どうしたらいいのか？

いいウンチを出す。結局は、そこに尽きると思うのです。

実は東洋医学では、しばしば「何を食べるか？」以上に、「どういいウンチを出すか？」を重視するのです。

序章の不登校の少年の例でもわかっていただけるでしょう。便秘をよくしただけで、腸だけでなく心まで掃除されて、ピタッと家庭内暴力がおさまったのです。つまりそれだけ便秘は心身に悪影響を及ぼす「大敵」なのです。

血の巡りは悪くなるわ、消化や吸収も鈍くなるわ、腸で生み出すセロトニンなどの生成ができにくくなるわ、もうボロボロです。

腸を整える、とは結局のところ、腸をキレイに掃除して腸内細菌のバランスを整え基底顆粒細胞を動きやすくすることではないか、言い換えれば「いいウンチを出す」ことではないか、とすら思います。

便秘に聞く薬、便秘にいい食材、便秘にいい運動……本を読むといろいろ出てきます。私も、「なるほど」と感じこともあれば、「これ、違うんじゃないか」と感じることもあります。

とはいえ、何が一番効果的かと聞かれたら、すぐに答えられます。

「食事は腹八分目で、よく噛む」

食べ過ぎず、適量を出来るだけ細かく刻んだうえで腸まで送ってあげるのが、最も腸を生き生き活動させ、いいウンチを出す秘訣なのです。

なお、章の最後にいきなりの提案ですが、政治に期待していることとして、お産後3年は生活費を政府で出し、女性は子育てに専心していただくシステムを作っていただきたいです。

それくらい3歳までの腸づくりは大切です。

第四章　私は漢方薬で「ひきこもり」を治す！

ストレス解消は腸への「ごあいさつ」から

患者さんのお腹を診て腸の状態を知り、それをもとに漢方薬を処方して治療する、これがずっと続けている私のやりかたです。

食事指導はあまり細かくやったことがないし、日常生活でこうしなさい、と指導したりもあまりしません。

ただ、「うつ」や「ひきこもり」といった「心」のトラブルでやって来る方には、一応こんなアドバイスはします。

「ストレスを解消して、腸をのんびりさせなさい」

ストレスという言葉の定義自体が実は難しいですね。もともと、物理学用語で物体に外から力を加えた時に、物体に生じる「歪み」をストレスと呼んだのだそうです。でも、今では主に日々の生活の中で生じる体や心の「歪み」をそう呼んでいます。

普通に暮らしていても、現代社会はストレスだらけですね。通勤ストレスもあれば、隣近所や職場などでの人間関係のストレスもある、受験や雇用に関するストレスもあるし、体調が悪くて思い通りに動けない健康ストレスもある。

ストレスをため込んでいくと、やがて「歪み」は大きくなって、心身のバランスは崩壊し、外との接触を自ら断つ「ひきこもり」のようなことにもなる。

それらのストレスはずっと脳が反応するとみられてきました。ストレスを感じた脳の指令によって、心拍数増加、血圧上昇、食欲低下などの症状になり、やがて病気にまで進んでいく、と。


すでにここまで読み進んでいただいた方はわかると思います。ストレスも、まず脳ではなく腸ではないか。ストレスによる「心の疲れ」は腸の基底顆粒細胞が疲弊していくことで、内臓の活力が失われ、ホルモンの生産も滞ることではないか。

脳の「精神」と、腸など全身で生み出す「心」は、しばしば相いれません。前にもあげた「わかっちゃいるけど、やめられない」状態、頭は「酒を飲み過ぎるな」とわかっていても、腸の欲求が止められずに飲み過ぎてしまうなど、まさにその典型的な例です。

そして飲み過ぎによって生じた体と心のストレスが、腸に負担をかけて、セロトニンなどの分泌を減らしてしまう。

現代人は、ストレスを集めて、腸を無駄に働かせることが多すぎる。それで不眠になったからといって、睡眠薬で脳だけ無理やり休めて腸はなおざりなのですから、いつまでたっても心は休まりません。

では、どうすればうまくストレスを解消して、腸に安息を与えられるのか？

散歩、カラオケ、日光浴、お笑い、入浴、ヨガ、旅行……。いろいろな方法があって、人によって違うでしょう。

ただひとつだけ、はっきり言えるのは、毎日働いてくれている腸内細菌や基底顆粒細胞に感謝して生きる、なんなら、「ありがとう」と声をかけてみるくらいでしょうか。

外の世界ばかりみていないで、自分の内側も見つめる、これだけで「心の歪み」は、案外解消されるものですよ。

危険な「病名漢方」

さて、では私がすべての治療で利用している漢方薬の話に入ります。

「漢方」というくらいですから、漢民族たちの住む国、中国から伝来してきた薬です。どうやら中国でも、ずっと昔は、「症状＝病巣」で、頭が痛いといえば頭を診る対症療法の治療が主流だったようです。ところが今から2〜3千年ほど前の春秋戦国時代に、病状に合わせて治療するだけでは治らない病気が多すぎる、もっと症状だけでなく、体質そのものを改善させた方がいいのではないか、として「病状≠病巣」の対証療法が生まれました。そうして開発されたのが漢方薬です。

中国国内で、対症療法から対証療法に移行するまで、喧々諤々の論争が約600年続いたと言います。つまり日本でいうと室町時代から現代までの長さです。さすがに中国の悠久の歴史を感じます。

漢方薬は、ですから「草木で、もし花が枯れそうになったら根っこを治療する」という発想から生まれた薬です。「花が枯れそうなら花を治そうとする」西洋医学の発想とは最初から違う。

ところが近年、困ったことが起きています。

健康保険の対象に入ったのもあって、多くの病院は治療の一つとして漢方薬を採用するようになった。それはいいのですが、だいたいの医師が、自分が習ってきた西洋医学のやり方で漢方薬を使っていることなのですね。

西洋医学では、何らかの症状があれば、まず「病名」を決めて、それに合った薬を処方する。風邪なら風邪薬を、頭痛なら頭痛薬を、と。東洋医学では、病名でなく、体全体を診てその人の体質を見極め、バランスを取る。ああ、お腹が冷えているな、と思えば温かくなる漢方を処方するとか。

しかし西洋医学の医師は、たとえば葛根湯は風邪に効く、となったら、風邪と診断すれば、すぐに風邪薬として出してしまう。葛根湯は本来、「体の表面を温める薬」で、風邪を治すために開発されたものでもなんでもありません。気管支やもっと奥の内臓からくるような風邪の症状なら「柴胡剤（さいこざい）」など別の漢方薬のほうが効果が期待できます。

なのになぜ葛根湯なのかといったら、「風邪薬＝葛根湯」と機械的に判断してしまうからです。私は、これを「病名漢方」と呼んでいます。

病名漢方は危険です。「小柴胡湯（しょうさいことう）」は本来、体内にこもった熱を冷やしてバランスをとる薬です。ところが慢性肝炎の治療に効く、となったらたちまち「肝炎薬」として医師たちが使うようになったのです。そのあげくに、副作用による死者が出てしまいました。人は体質によって、反応もいろいろなのです。

薬である限り、漢方薬の勉強もせず、生半可な気持ちで使用するのはやめるべきでしょう。

「誰にでも効く」と「一人一人に効く」

私は、そうした「病名漢方」は、結局は西洋医学特有の「特効薬信仰」から始まっているのではないかと考えています。

西洋医学とはつまり、「この病気ならば誰にでも効く」特効薬を求めているのです。もし慢性肝炎に効くとなれば、人種も年齢も体型も男女の別も超越した薬を求めている。

ですから、西洋の薬の多くは、決して自然のものではありません。たとえば鎮痛解熱剤として知られるアスピリンにしても、あれはアセチルサリチル酸という化学物質です。自然の中から特定の、ある病気に効きそうな物質を抽出して作るわけです。

そこには、「人間が自然を克服する」という「人間第一主義」の匂いもあります。

だいたい「薬」という言葉自体が西洋医学の発想から出ている気がします。病気になったりケガをした時に、すぐにそれを治すために飲んだり塗ったり、貼ったりするもの。だから、西洋医学における「薬」の最終目標も、「これさえあればこの病気は治る」といった特効薬開発に向かうのでしょう。

伝染病の治療などには、まさにピッタリでした。その原因となる病原菌を発見して、それを叩きつぶす薬を開発すれば、誰にでも効く。

漢方薬はまったく違います。

だいたい「薬」という定義そのものがアイマイなのです。「薬膳料理」というものがあるように、食べ物も「薬」の一部、飲み物もそうですが、極端な話、空気までが「薬」の一部になってしまう。

しかも、ある特定の病気に効く薬が一番いい薬というわけではなく、最もいい薬とは「体そのものにいい薬」なのです。

ですから漢方薬の原料にしても、あえて特定の物質を抽出したりする「人工物」ではなく、自然にある「生薬」をブレンドして作ります。

よりわかりやすく東西の薬の違いの一例をあげるなら、西洋薬の側では、下剤と便秘薬ははっきりと分かれている。一方、漢方薬の中には「人によって下剤として効いたり、便秘薬として効いたりするもの」があるのです。「ある症状」を徹底的に治すのではなく、「体全体がいいバランスになるようにする」のです。

しかも「誰にでも均一に効く」という発想もない。人の体は一人一人に違うのだから、効く薬だって一人一人違う、と患者ごとにブレンドするのが漢方薬の本来の使い方です。

面倒です。でも、漢方薬を処方するなら、そうやるしかない。

西洋医学式に「風邪薬＝葛根湯」としたほうが効率的に処方できるし大量生産も出来るし、医師や製薬会社にとっては都合がいいですが、本来、漢方薬はそういう使われ方をするために開発されたものではないのです。

漢方薬には三種類の効能しかない!?

実は、大まかにいって漢方薬には三つの効能しかありません。

血流をよくすることと、体の水分調節。それに温度調節です。なんだ、その三つだけ?と不思議に感じる方もいるでしょうが、これは、ちょうど色の「三原色」に似ていますね。ペイントでいうとシアン（空色）とマゼンダ（赤紫）と黄色、光でいうと赤・緑・青の三つになります。すべての色が、この三つの混ぜ合わせで出来るそうです。

体を健康に保つのも、すべての基本は三つの効能からはじまります。

血の流れがスムーズであれば、新陳代謝も活発になって、心身は常にリフレッシュできる。

余計な水分を排出し、水の足りないところに送り込むのもまた、心身をリフレッシュしてくれます。腫れやむくみは、いわば余分な水が溜まり過ぎている状態で、体のトラブルを起こしている証です。

体の冷えすぎも温まり過ぎも、数多くのトラブルにつながります。

要するに漢方薬は、この三つの効能をもとに、生薬をブレンドし、薬を併用していくことで、あらゆる心身のトラブルに対応して、いいバランスに保てるようにするのです。だから、どんな患者に対してもマンツーマンであたれるのです。

ですが、弱ったことに、「病名漢方」が主流の日本の医学界にあっては、こうした、アイマイにもみられる漢方薬の本来の効能はなかなか認められません。「エビデンス」、つまりは「根拠」が求められる。

私も、以前、あるテレビの医療バラエティ番組に出演したことがありました。ただ、出演か決まる前にも、「腹診で心の病が治った」と話すと、さっそく「そのエビデンスは？」と執拗にきかれました。どうも日本人は「エビデンス好き」というか、それがないと不安で仕方ないようです。

それについては面白いエピソードがあります。

漢方ではイチョウの葉は高血圧や血液循環をよくするのに効能がある、とされていました。そこで、日本の医師たちが、薬づくりに役立てるために成分ごとにバラバラにして、どの成分が効くかを分析したそうです。ところが有効な成分が見つからず、「エビデンスなし」と判定して、薬も作らなかった。

ところが、ドイツにも一応、イチョウの葉を送ってみたら、ちゃんとそれを使った薬が出来ていて、送られてきたとか。

本場のドイツ以上に、日本は「エビデンス」にうるさい国になっていたのです。

「ぬか床」である腸にいいのは漢方薬だけ

腸が「ぬか床」にたとえられる話は前にしましたね。ぬか床において、十分に発酵菌が働かなくてはいい漬け物が出来ないように、腸も腸内細菌が元気に働いてくれないとスムーズな養分の吸収も出来ず、体の免疫力は落ち、心もストレスに対する耐性が落ちて「うつ」や「ひきこもり」になってしまいがちです。

「ぬか床」を元気にするためには、適度な温度、水分、かき混ぜて空気と触れ合わせる度合いなどを、それこそキュウリならキュウリに合わせて、ナスならナスに合わせて、と食材に合わせつつ調節していかなくては、いい漬け物になりません。

しかも単純に、キュウリの時の温度は何度、ナスの時は何度とか、基準を作ってそれに合わせて数値を決めていくわけにはいかない。キュウリだって個体ごとに微妙に条件は変わるのですから。

腸も同じです。その調節を、常に基準値で判断しようとする西洋医学の薬ではなかなか対応できない。よく健康診断で、「これが正常値」などといって数値が出ていますが、血糖値みたって１００mg／dLでもフラフラしてる人もいれば、３００あってもピンピンしてる人もいる。みんな一人一人違うのです。

薬で腸を整えようとしたら、どんな体質の人にも対応できる漢方薬でないとちょっと無理な気がします。

漢方薬の中でも、割合よく使われる種類で数百はあります。ただし、基本的な効能は、前にも書いた通り三種類に集約されます。

「血液サラサラ」としたら、代表的な薬に「当帰芍薬散（とうきしゃくやくさん）」がよく知られています。女性の更年期障害、生理痛などの「血の道」のトラブルによく利用されるものですが、とにかく血流をよくしてくれます。

「水分調節」で代表的なものといったら、「五苓散（ごれいさん）」あたりでしょうか。

多すぎる水を排出させて、水不足のところに水を送る、いわゆる「水のさばき」をやってくれる薬です。

「温度調節」ならば、冷えているのを温めるなら「人参養栄湯（にんじんようえいとう）」のような「人参」を含むもの、反対に冷やすなら「柴胡（さいこ）」をはじめとしたものなどがあげられます。

ぬか床の「かきまわして空気を入れる」というのが「血流をよくする」に当たって、温度調節、水分調節に関しては、「ぬか床」も「腸」も一緒です。

ただ、ここでクギを刺しておきますよ。だからといって、一人の患者に対しても、漢方薬は腸のどんなトラブルにも対応できる「特効薬」ではありません。あくまで、その時の腸の状態によって有効な漢方薬は変わっていく。「あなたの腸ならこれがいい」と、ずっと一人の人間に同じ薬を処方すればいいわけではないのです。

やはり確かにいささか面倒だ。

漢方薬は基底顆粒細胞や腸内細菌と相性がいい

腸を整えるために漢方薬を使うメリットを、もう一つあげておきましょう。

基底顆粒細胞が、自ら出すホルモンによって心身のバランスをコントロールしている話は前にも出ましたね。

そして、この基底顆粒細胞と漢方薬がとても相性がいいのです。急性の症状に漢方薬は役に立たないイメージがありますが、たとえば葛根湯は、投与して30分以内で効果を発揮する時があります。それはおそらく基底顆粒細胞が反応したためだろうともいわれています。

腸内細菌と漢方薬の相性もとてもいい。漢方薬は、だいたいにおいて、腸に達したら腸内細菌で分解され、効果を発揮します。ということは、腸内細菌が活発に活動してくれないと、漢方薬の効果も弱まってしまうのです。

漢方薬と腸内細菌とが「持ちつ持たれつ」の関係にある一例をあげましょう。

漢方薬で使われる生薬の中に「甘草（かんぞう）」がありますが、その主成分は腸内細菌が食べ、食べた廃棄物が腸内に捨てられます。そこで初めて人体がこの廃棄物を腸から吸収して血流に乗せて流します。すると、この廃棄物が鎮痛、解毒などの薬効を発揮するのです。だから、たとえ甘草を飲んでも、それを食べて、代謝してくれる腸内細菌が働いていなくては、なんの意味もなくなってしまいます。

女性の生理痛などによく使われる「芍薬甘草湯（しゃくやくかんぞうとう）」が、よく効く人がいる反面、ほとんど効かない人がいるのも、つまりはその人の中に甘草をエサにする腸内細菌が豊富にあるかどうかにかかってきます。

ただ単に、漢方薬は腸内細菌の恩恵を受けているだけではないです。

自分自身の力で、腸の「温度」「水分」「血流」をよくすることで、腸内細菌が働きやすいような環境を作ってもいるわけです。

いわば「平和外交」とでもいいますか、みんなで仲良く、その人の心身が健やかでいられるように協力し合っているのです。

これとまったく逆の発想で生まれたのが抗生物質や抗がん剤になります。

抗生物質は確かに救急医療の現場ではとても大事な医薬品です。交通事故でひん死の状態で駆け込まれた患者には、傷の化膿を止めるため、入り込んでくる細菌を素早く殺すには抗生物質がなくてはどうしようもない。

しかし、腸内細菌との相性は非常に悪い。病気を引き起こす病原菌だけでなく、いわゆる善玉菌まで一まとめに殺してしまうのです。

抗がん剤もそうです。がん細胞も殺すが、道連れに正常な細胞も殺す。この「悪いヤツはいいヤツも巻き添えにしても殺す」発想は漢方薬にはありません。

どうも、こと医学に関しては、西洋医学はより「好戦的」で「敵」をたたきつぶしたがり、東洋医学は、「平和的」で、あえて「敵」を作らないようにしたがるようです。

腸と非常に相性が悪い「抗うつ剤」

しばらく「ひきこもり」から話が離れてしまいましたが、読んでいただいている皆さんなら、もう私のいいたいことはおわかりですね。

「ひきこもり」を治すには、腸のケアが大切なこと、それをもし薬でやるなら、西洋薬よりも漢方薬のほうが、より相性がいいこと。

私は、どうしても、「ひきこもり」の方が精神科などの医療機関に行くと、多く「うつ病」と診断され、抗うつ剤を処方される現実には強い疑問を持ちます。

最近では、単なる「うつ病」だけでなく、従来のうつ病とは違う「新型うつ病」まで出てきているという。

この「新型うつ病」は、自分が楽しいことをしていたり、嬉しい出来事があったりすればうつの症状は緩和され、嫌なことがあった時はうつ症状が出るとか。

どうもよくわからない。楽しければ明るくなって、嫌なら暗くなるのは、人間みんなそうじゃないのか？　いったい、そのどこが「病気」なのか？　50年間、医師をやっている私ですらよくわかりません。

なんでもかんでも「うつ病」にしてしまうのは、やはり医師と製薬会社が結託して「抗うつ剤」の売り上げを上げようとしているのではないか？　と改めて疑ってしまう。

またこの抗うつ剤が、腸や腸内細菌とは致命的に相性が悪いのです。

とにかく飲むと便秘になりやすい。抗うつ剤には、口から食道を通り、胃腸につながっていく腸管を拡張させる作用があって、栄養吸収の後の便が管の中に残りやすいのです。それでひきこもっている人の場合は運動不足になりやすいので、ますます腸の活動は鈍っていき、便が出づらくなる。

すると、通常の病院では、抗うつ剤と一緒に便秘薬を処方したりします。これがまた腸内環境の悪化に拍車をかけます。腸内細菌も青息吐息です。何度も使用するうちに便秘薬の効きも悪くなると、どんどん薬の強さもエスカレートしていく。最終的には薬なしにウンチも出ない「薬漬け」状態に陥ってしまいます。

もうこうなったら、腸内細菌は壊滅状態です。善玉菌も働かなくなり、セロトニンを生産するどころではない。

腸の軽視が、さらに事態を悪化させているわけです。

漢方薬のセルフケアは可能か？

漢方薬の効能はわかった、でも、漢方薬を処方してもらうためには専門の医師の診察を受けるしかないのか？　セルフケアはできないのか？　と疑問に感じる方もいるでしょう。

「ひきこもり」問題でいえば、本人、ないし家族が自ら漢方薬をセレクトして飲んだりはできないのか？

これは難しい。副作用も皆無ではありませんし、利用法を間違えて、とんでもないトラブルが起きる危険性もある。自己流での服用はお勧めできません。

とともに、通常の病院で、西洋医学の薬の補助のような形で処方される漢方薬も、あまりお勧めできません。何度もいうように、西洋医学とは発想が違うのです。「風邪薬＝葛根湯」的な利用法では、特に「心の病」などの場合は、望んだ効能とはズレが生じると思います。

やはりありきたりながら、漢方の専門医のもとに行くが一番でしょう。

ただ、実際に漢方医のもとに足を踏み入れたら、今までお持ちになっていた医療についての常識はひとまず置いて、まったく違った価値観を受け入れてください。

おそらく、「ひきこもり」に関してならば、ご本人と親御さんは、漢方の門を叩く前に、精神科や心療内科をはじめ、様々な西洋医学式の治療に触れて来たでしょう。そこで結果がでなかったからこそ、漢方までたどりついたのでしょう。

そこでまごつくのは、まず、はっきりした「病名」をつけてくれないことです。「病名」に慣れている患者さん側にとって、これは不安で仕方ない。

しかも、「病気と闘え」とはいわれない。「闘病」なる言葉があるくらいで、普通、病院側は、どうやって病気をやっつけるか、を提示します。漢方では、極端にいえば病気とすら「共存」して生きることもあり得ます。闘わない。

患者側の症状が日々変化するのも自覚して診察を受ける必要があります。心身のバランスは日々刻々と変わっています。漢方薬はその変化に臨機応変に対応していかなくては効能は薄れるのです。

医師の側も、労を惜しまず、マンツーマンで患者と相対さなくてはいけません。「うつ」「ひきこもり」などの「心の病」についていえば、患者と顔を合わせ、問診するだけでも、その人の状況はある程度はわかる。患者の顔も見ずに、ずっとパソコンの画面だけを見るような医者は、やがて淘汰されるでしょう。

ことに「ひきこもり」を治すような場合では、医師、当事者、家族のかたい信頼関係がなくては成功はおぼつきません。

第五章　「ひきこもり」や「うつ」を治す「食」

高石知枝（「ゆいの家」主宰）

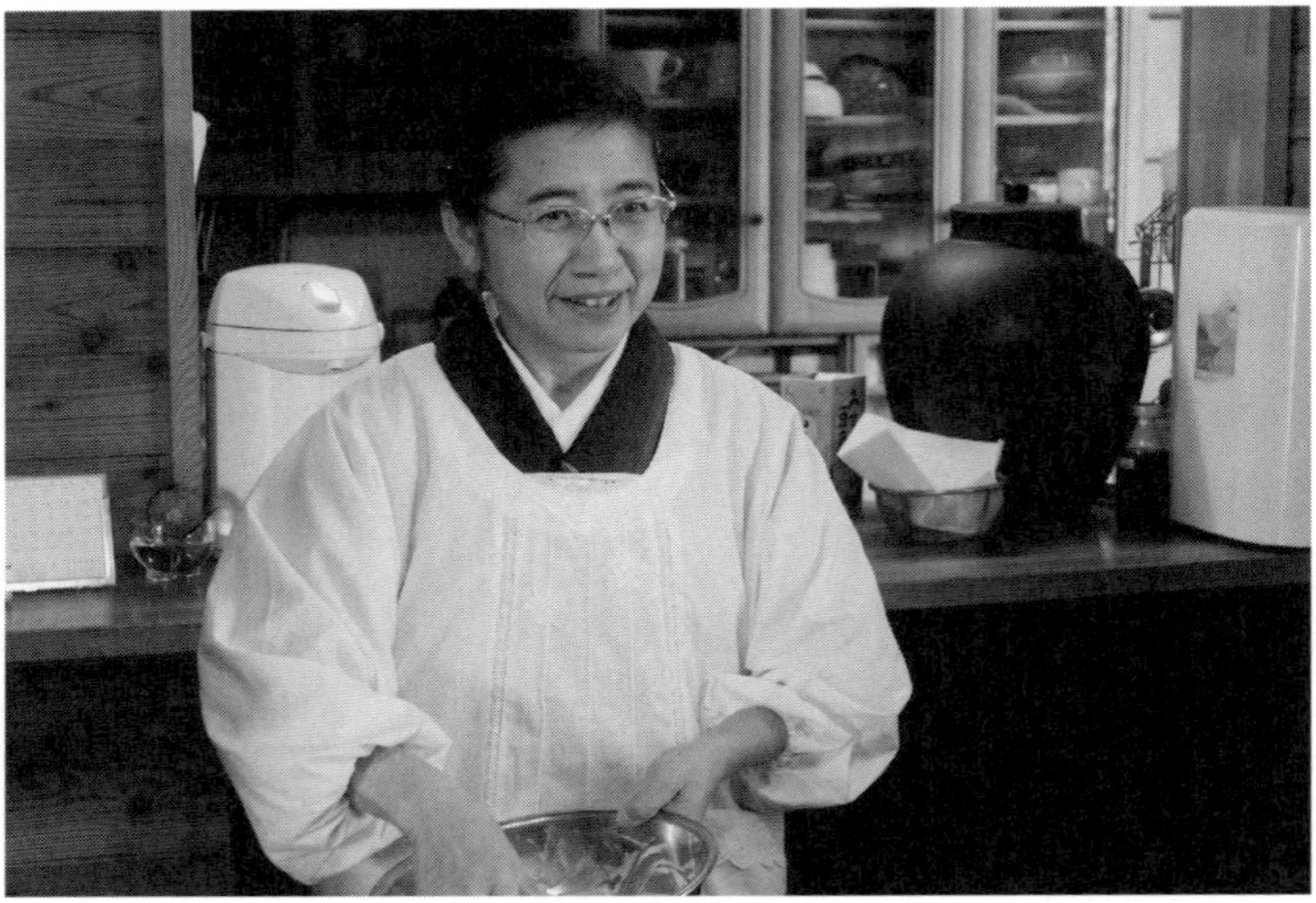

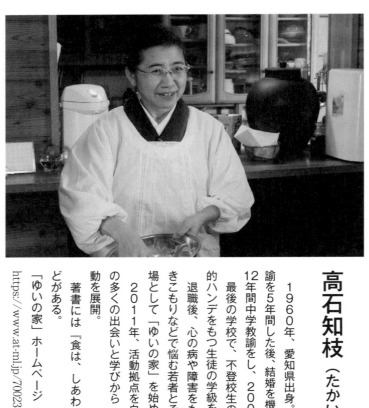

高石知枝（たかいしともえ）

1960年、愛知県出身。愛知県にて小学校教諭を5年間した後、結婚を機に群馬県へ。その後、12年間中学教諭をし、2001年退職。

最後の学校で、不登校生のための適応教室や知的ハンデをもつ生徒の学級を担当。

退職後、心の病や障害をもった人や不登校・ひきこもりなどで悩む若者とその親などの出会いの場として「ゆいの家」を始める。

2011年、活動拠点を自宅に移し、それまでの多くの出会いと学びから「食」を中心とした活動を展開。

著書には『食は、しあわせの種』（花伝社）などがある。

「ゆいの家」ホームページ
https://www.at-ml.jp/70023

食べたものが心や性格・行動に影響するのでは

私は、かつて小中の教員をしていた頃、不登校の子どもたちや発達障害と言われる子どもたちの担当をし、退職後は、その保護者の方や「ひきこもり」と言われる青年たちなど生きづらさを感じる人達と関わってきました。そんな経験から「食はすべての根っこである」と思い、今は、「食」からの未病学を伝える料理教室や講演会をしています。

中学校の教員をしていた時、とても家庭事情が複雑できちんとした食事ができなかった男子生徒がいました。彼は、毎日のようにコカ・コーラ2リットルをがぶ飲みし、スナック菓子などをごはん代わりにしていました。迎えに行っても学校に来ることはほとんどなく、ひきこもり状態でした。そんな彼が中学を卒業後、住み込みの作業所に入ることができました。

そこの職場では、三度の食事はみんなで交代で作ることになっていました。卒業前は、ベルトを締めるのもやっとというほど太っていたのに、卒業して3か月後に会いに行った時には、みるみる痩せて、とても気持ちが穏やかになっていたのです。自ら「中学時代は本当に先生に迷惑をかけたよなあ」と言って、職場にある自販機の缶コーヒーをおごってくれました。私はその時、食べるもので人はこんなに変わるのだと思いました。

修学旅行の付き添いに行っても、集中力のないどちらかというと気持ちの荒れている子たちは、何かと清涼飲料水をよく飲み、スナック菓子をいつも食べていました。

また、あるお母さんの話ですが、「息子がアメリカに2年間行ったら、肉食が多かったせいか、随分太って気持ちが荒々しくなって帰ってきた」と話していました。その後、野菜中心の和食にしていったら以前の体重に戻り、性格が昔のように穏やかになったと言います。

岩手大学名誉教授の大沢博先生からは、「白砂糖を摂りすぎるとうつやる気がなくなったり切れやすくなったりと精神的におかしくなる」という話を聞いたことがありますし、アメリカの少年院でも白砂糖を減らして、野菜中心の添加物のない食事で行動が穏やかになったという事例を聞いたことがあります。

このように私は、「食」は体の健康に影響するだけでなく、心の健康にも影響するとずっと思っていましたが、医者でもなく専門家でもないので確かなこととしては、なかなか言えませんでした。

田中保郎先生に出会って

本を読んだり話を聞いたりしていろいろなことを学ぶ中、特に腸について興味をもち、そこから田中先生の考根論や醍醐につながっていきました。田中先生に出会って、「食」が、体の健康に影響するだけでなく心の健康にも影響するということが間違いなかったと思うことができました。

そして私が「食」が大事といっている「食」は、私たち自身というより腸にとって必要な「食」だと気づかせてもらいました。

田中先生は、腹心と漢方薬を処方してうつなどの病気も治しました。漢方薬は、薬ですが多くの生薬は植物です。つまり漢方薬は最高の食べ物とも言えます。ナツメ、クコといった生薬の原料は、実際に食材としても使われています。

わかってきた腸のはたらき

腸の働きは、かつてはただ水分や栄養を吸収するだけだと思われていましたが、今は、いろいろな方が研究されるようになって、病原菌の侵入を防ぐための免疫作用やホルモン・ビタミンなども作っていることがわかりました。

特に、「癒しホルモン」のセロトニンは、脳ではなく90パーセント腸で作られています。また「精神安定」のうつ予防になるギャバなども作られています。それらすべて腸内細菌の生産物質から作られているのです。

『あなたの体は9割が細菌』（アランナ・コリン著）の中に　私たちの体はすべて自分が支配していると思っていたら、様々な微生物が共存していると書いてありました。そして腸内細菌の種類とその割合は手の指紋のように一人一人違っていて　マイ腸内細菌そうになっているそうです。自閉症、ひきこもり、うつなどの人たちの腸内細菌には、それぞれある共通した特徴があり、そうでない人たちと違っている傾向もあると書いてありました。

『腸脳力』（長沼敬憲著）という本では、腸のぜん動運動をしているときにセロトニンが分泌されると書いてありました。「ひきこもり」や「うつ」の人たちは、便秘がちで腸が冷えているとよく言われますが、腸のぜん動運動がしっかりされていないから、うまくセロトニンが分泌されてないと思います。

これまでの栄養学は、カロリーや五大栄養素が中心でした。しかし、何の役にもたたないと思われてきた食物繊維が腸内細菌のエサになり、腸内細菌を活性化して便秘予防にもなることがわかるようになりました。そして、世界一食物繊維を摂っているメキシコ人は、自殺が非常に少ないそうです。

このように腸は、心をコントロールするというホルモンを生産する重要な働きをしています。ですから最初に書いたように食べ物で心や性格・行動が変わってくるのは当然なことです。専門家と呼ばれる人たちの多くが、この「腸」と「食」との関係にあまり言及しないのは、私からすればとても残念なことです。

実際、『「腸の力」であなたは変わる』（デイビット・パールマター著）の中には、自閉傾向の子どもたちの腸内細菌は特定の構成パターンがあり、グルテンの摂取量を少なくすると状態がよくなっていくという報告が書いてありました。

腸内細菌の天敵、添加物などの化学物質、抗生物質、除菌剤

腸内細菌の天敵は　添加物などの化学物質、抗生物質　除菌剤です。そういったものが腸の中に入ると腸内細菌は活力を失っていきます。

本来腸内細菌は、私が生きていくための大切なパートナーです。私たちが食べるということは、その大切なパートナーに元気に働いてもらうための食事提供をしているのと同じです。しかし、私たちはすっかり自分のことばかり考えるようになり、腸内細菌のことを忘れてしまっています。自分の都合だけで少しでも安くて便利なものがいいと、インスタント食品やレトルト食品などの加工食品・スナック菓子や清涼飲料水などを摂るようになりました。これらは、製造過程でどうしても添加物などの化学物質を入れざるを得ないものです。また、精製され過ぎた白砂糖や人工甘味料も化学物質と同じと考えたほうがいいでしょう。

一方腸内細菌はとても繊細で　食品添加物などの化学物質、抗生物質、除菌剤によって数を減らしていきます。また動物性のものばかり食べていると、善玉菌の餌である食

物繊維が少なくなり、悪玉菌が増えてきて腸内のバランスも悪くなっていきます。それに動物性のものは育てる段階で飼料の中に抗生物質が入っています。そういった化学物質が腸壁を荒らしてリーキーガットといわれる腸漏れをおこし、有害物質が血液に侵入してまた新たな病気を引き起こしていきます。

このように、インスタント食品やレトルト食品などの加工食品・スナック菓子や清涼飲料水ばかりを摂り、動物性のものが主で、野菜をあまり食べない食事をしていれば健康な腸内細菌は育つはずはありません。

さらに、「ひきこもり」や「うつ」になると、周囲はそれを「治療」しなければいけないと考えます。精神科や心療内科に通って抗うつ剤、睡眠薬などを処方してもらうことになります。こうした「薬漬け」が、さらに肝心の胃腸を荒らします。テレビコマーシャルでやっている過剰な衛生志向の除菌は、腸内細胞まで除菌してしまいます。

こうしてどんどん腸内環境は、悪循環になっていくのです。

「ひきこもり」や「うつ」の原因に「食」がある

いろいろ考えてみると、家庭環境や社会状況を語る前に、まず私は「ひきこもり」や「うつ」が増えた要因は「食」にある、と思わざるを得ません。あまりにも本物の食べ物が少なくなったのです。

発酵食品は腸にいいとされますが、今は本物の発酵食品とはいえない「発酵食品もどき」がたくさん出回っていることが問題です。もともと菌の働きで作られるものなので、じっくりと発酵を待って作らなくてはなりません。味噌や醤油でも、何か月、時には何年も寝かせないといけません。ところが安く大量生産するためにたとえ菌が発酵しきらなくても、化学調味料や添加物でそれらしい味に仕上げる商品が多く作られるようになったのです。

漬物にしても、乳酸発酵もロクにしないまま、化学調味料で漬け物っぽい味を出す商品がとても多いです。

最近はヨーグルトや乳酸菌入り加工食品を、体や腸にいいと思って積極的にとっている人がいます。しかし、腸内細菌の研究者である東京大学の名誉教授の光岡知足先生は、生きたまま腸まで乳酸菌は届かないと言っています。むしろ、それを作る段階の添加物などで、かえって、腸に悪影響を与える可能性は高くなります。

腐りにくい食品には防腐剤がたっぷり入っています。とある大手の卵サンドは、一カ月車の中に入れておいても腐りませんでした。実際に、タイで大きな津波の被害で多くの犠牲者が出た時、日本人の遺体が一番腐敗しなかったそうです。

健康志向のうたい文句でギャバ入りチョコレートとかオリゴ糖入りとか書かれている商品も増えました。しかし、品質表示をしっかり見ればそれら以上にたっぷりと他の添加物が入っているケースが少なくありません。腸に食物繊維のオリゴ糖がいいと言われ、オリゴ糖が売られるようになりましたが、よく見るとほんの少ししか入っておらず、ほとんどが人口甘味料でした。そのアスパルテーム、スクラロースをはじめとした人工甘味料は、糖質カットやカロリーゼロのものにも入っています。「ひきこもり」をはじめると、家から動かなくなるために肥満傾向になる人も多いので、ついそういったものに目がいきやすくなります。それらの副作用として、うつ、知能の低下、不眠症などの神経に関わる危険性が指摘されています。

近年話題になっている、小麦粉などに含まれるグルテンが原因といわれる小麦アレルギーにしても、実はどうもグルテンそのものの問題とは言い切れないのです。『いつものパンがあなたを殺す』（デビット・パールマター著）に、遺伝子組み換えなどで過剰に小麦粉のたんぱく質が増え、その性質まで変えてしまったのが原因で、グルテンフリーも本当にセリアック病の人なら完全にグルテンを除去しなければいけませんが、そうでない人が完全に除去すると、かえって栄養バランスを崩すと書いてありました。

このように、書き始めたらきりがないぐらい今の食は本当におかしくなっています。

頭で少し考えればいつまでたっても味が変わらず、腐らない、カロリーもない食べ物が自然から出来るはずがないのです。必ず添加物などで無理をしています。

つまり、目先の安さや便利さを求めて人間が「食」に手を加え過ぎたことによって、体はもちろん、心のバランスまで知らないうちにくずしているわけです。それを食べ続けている現代人に心のトラブルが起きない方がおかしいのです。

腸内細菌を元気にする食べ物
太陽のエネルギーいっぱいの旬の野菜と発酵食品、そして　主食はごはん

結局、人の体にとっても、腸や腸内細菌にとっても、人の手がなるべく加わっていない、自然のものを食べるのが一番いいのです。

最近は、腸の働きを良くするものとして注目を集める食物繊維、オリゴ糖は、大豆、ゴボウ、アスパラ、タマネギ、トウモロコシ、にんにく、バナナなどに多いです。不溶性食物繊維は、穀類、豆類、ゴボウ、切り干し大根、サツマイモ、ブロッコリーなどに多く含まれています。腸のバランスを整える水溶性ビタミンなら、にんにく、サトイモ、シイタケ、海藻類などに豊富です。このようにどの栄養素が何に効き、どんな食材に多く含まれているのかわかるようになりました。

しかし、それはあくまでも数字の上であり、部分的な栄養素の考え方です。単一な食材ばかりを食べていればよくなるというものでもありません。腸内細菌も悪玉菌・善玉菌があるといわれていますが、完全に悪玉菌がなくなればいいというものではありませ

ん。食については、いろいろな考え方はありますが、やはり自分の腸内細菌にあったものをバランスよく食べることが大事なのです。

あまりにもありきたりのことで恐縮ですが、主食はごはん。野菜中心の食事が日本人の腸内細菌にとって一番いいのです。でも、この「ありきたり」を守るのがとても大事なのです。

米は、日本人がずっと食べ続けてきたもので、それにあった腸内細菌になっており、パンに比べて水を入れるだけで食べられます。ごはんも江戸中期にミネラルの多い糠をとった白米が出回るようになり「江戸患い」といわれるようになりましたが、白米よりできれば糠がついた玄米や分付き米がいいのです。

野菜も今は、多くが農薬や化学肥料が使われています。有機肥料ならいいと思われやすいのですが、この有機肥料にも問題があるといいます。できることなら、自分で野菜を作ることが一番いいのです。

春野菜なら青菜や山菜のやや苦みのあるもの、夏野菜はナスやトマトやキュウリなどの体を冷やしてくれるものです。冬野菜は、大根や牛蒡などの体を温めてくれる根菜類です。季節の旬に合わせたものを食べるのが一番体にも合っているのです。

私は、結局食べることは太陽のエネルギーを体に取り込むことだと思うのです。植物は、太陽のエネルギーによって光合成をして栄養を蓄え、それを動物が食べる。そういった太陽のエネルギーが変形したものを食として食べて、私たちは生命力をもらっているのです。人が手をかけすぎたものは生命力のエネルギーが失われてしまいます。だから、勝手にはえた野草や山菜を食べる方が、確かに大地のパワーを感じます。

特に「ひきこもり」の方々にとっては、太陽エネルギーは非常に貴重です。表に出て太陽の光を浴び、太陽エネルギーがつまった旬の食材を食べるのが、心身を活性化するのには欠かせません。

当然、調味料もきちんと発酵させたものを使ったほうがいいのです。

私は、調味料に関しては、少しぐらい値段が高くても、「いい調味料」をお買いになるのを勧めたいです。

塩でも、ミネラルの多い「自然塩」を勧めます。それらを使うことであれこれ調味料を入れなくても、シンプルな味付けで十分料理がおいしくなるのです。

「ひきこもり」や「うつ」の人へのおすすめ料理法

田中先生は食事では病気は治せないといいます。確かに今の食材ではなかなかいいものが手に入りにくいです。でも完全に治せなくても少しでも良い方向にすることはできると思います。

では、具体的にどんな調理法で料理すればいいか。

私は以前から、「重ね煮」を推奨しています。重ね煮とは、上に伸びていく野菜と下に伸びていく野菜のエネルギーを鍋の中でぶつかり合わせるのです。ちょうど暖流と寒流とがぶつかる地点が一番おいしい魚が獲れるともいいますが、それと同じです。

実際に重ね煮で作ったものと同じ野菜を波動で比べると、重ね煮の方がエネルギーが高くなっていることがわかっています。カロリーではなく、エネルギーの高いものを食べる、これは「ひきこもり」や「うつ」を治すためにも大事な原則です。

〈基本の重ね煮の作り方〉

料理教室などで、まず真っ先に紹介するのがしいたけ、たまねぎ、にんじんを使った「基本の重ね煮」なのです。

それでは、その「基本の重ね煮」の作り方を紹介しておきましょう。

材料：しいたけ（乾物を水でもどしたものもＯＫ）、たまねぎ、にんじん、塩を少々

食材の切り方は、基本的にどんな切り方でもいいですが、料理教室では、中心と外をつなぐまわし切りをいつも紹介しています。にんじんの皮は、農薬などの心配がなければ、基本的に皮をむきません。皮には抗酸化物質があり、皮膚を丈夫にすると言われています。たまねぎの芯も使い、そこには成長するエネルギーがたまっています。

それぞれを２、３ミリくらいに切ったものを、鍋の一番下に塩少々、次にしいたけ、その上にたまねぎ、にんじんと入れ、一番上にまた塩を少々入れ、それぞれが層になるように入れます。塩は、塩味を付けるというより、野菜の甘味を引き立たせるためにほ

〈基本の重ね煮〉

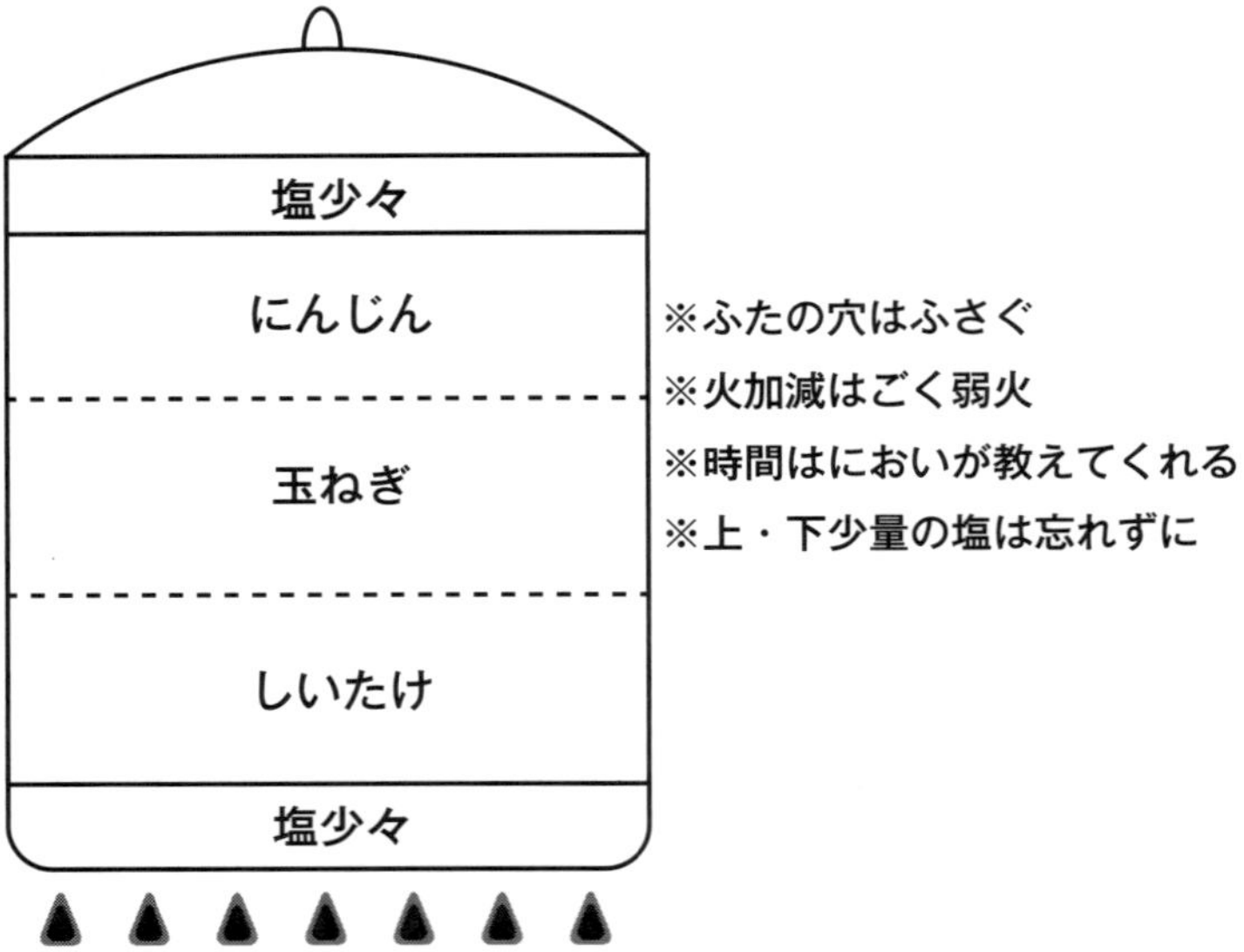

基本の重ね煮

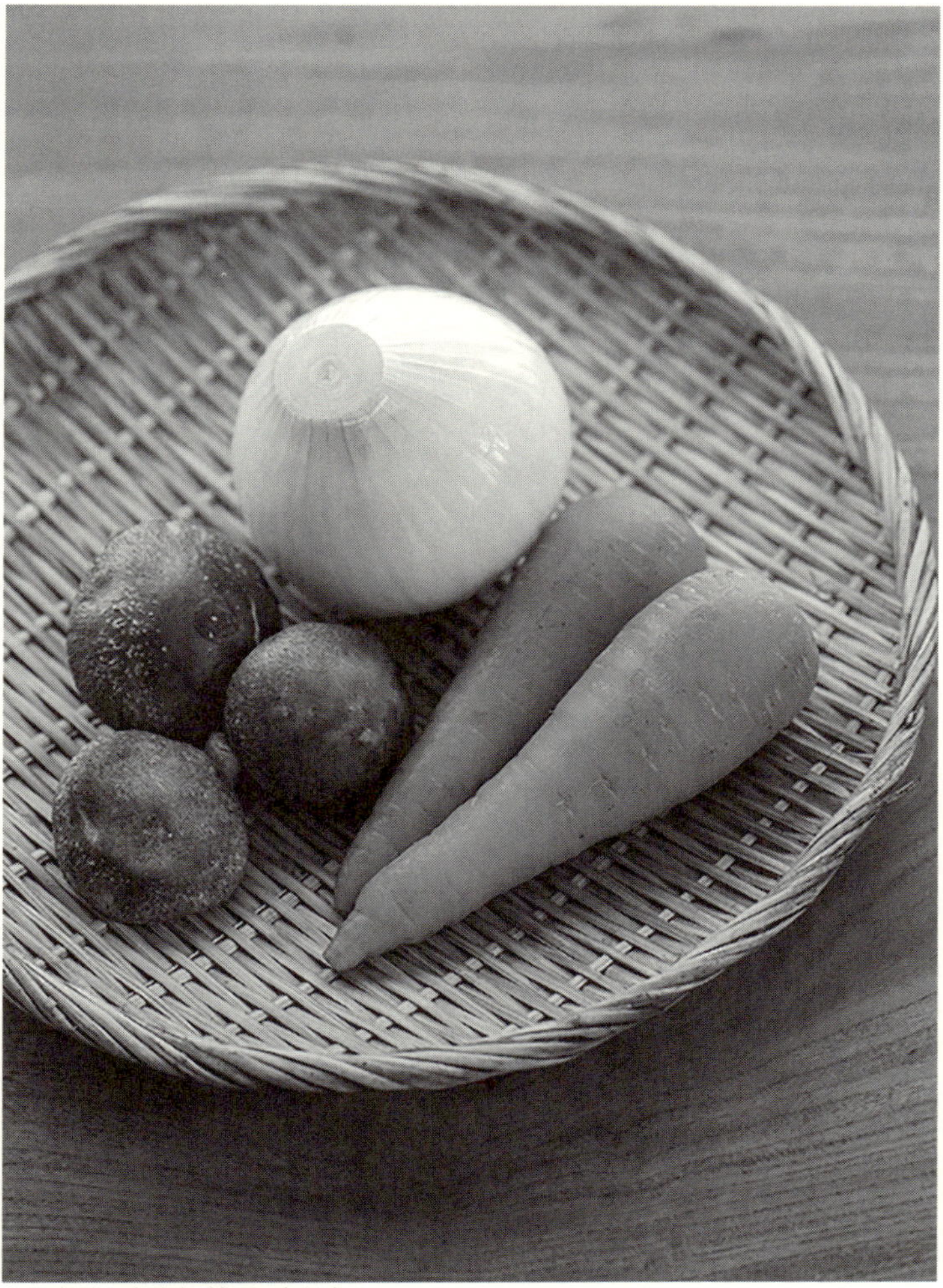

しいたけ、たまねぎ、にんじん、

んの少しでいいです。

分量については、鍋に入り切る量で、それぞれが層になれば大丈夫です。水も入れない蒸し煮なので、できるだけ鍋一杯に入れたほうがいいでしょう。

火加減はごく弱火。鍋は寸胴の底厚のものがいいでしょう。もしふたに穴が開いていたら、箸などでふさいでください。どれだけ火にかけるかは、火加減や量で変わってきます。

最初はたまねぎの辛味のようなにおいがしますが、ふたを開けずにそのままにしておくと、においが変わっていき、最後は甘いよいにおいが漂ってきます。そうしたら火を止めてください。もし、うっかり焦げた匂いがしたら、火はすぐ消しましょう。

ふたを開けてみると量はかなり減っていて、水も入れないのに野菜からたっぷり水分が出ています。これをかき混ぜて冷蔵庫に保存すれば最低3、4日はもちます。焦げた場合は、しいたけが下で焦げてくっついているので、大丈夫なところだけ取って使ってください。

この基本の重ね煮を作り置きしておくと、切り干し大根の煮物でもポテトサラダでもオムレツでも何でも簡単にできてしまいます。（詳しくは拙著『食は、しあわせの種』

をお読みください）

「重ね煮」は、他の野菜を使ってもできます。夏ならば太くなったキュウリやトマト、ナス、タマネギを使って重ね煮で夏野菜カレーにしてもいいし、冬はけんちん汁などの具を煮るときに使います。

余分な添加物を加える必要もなく、素材そのものを味わえる。しかも、煮れば量もたっぷり野菜が食べられる。栄養のバランスが偏りがちな「ひきこもり」の方々には、まずこの「重ね煮」で腸内環境を整えて、次のステップに動き出してほしいと思います。

また調理には、出来れば土鍋を使ってほしいと思います。土鍋と金属の鍋で「重ね煮」の味比べをしてみたら、土鍋の方の甘味が明らかに増していました。それ以来、私は「重ね煮」を作るなら土鍋と決めています。ふつう土鍋は冬の鍋料理ぐらいしか使いませんが、天ぷら以外炒め物や煮物・カレーなど何でも使えます。あるお母さんも土鍋に変えてけんちん汁を作ったら、「今日のけんちんは、おいしいね」と娘さんが言ったそうです。道具を変えただけでおいしくなるのなら簡単だと思いませんか。それに土鍋を使うと身体もとても温まります。

私は、このような旬の野菜を使ったシンプルな野菜料理を料理教室で伝えています。

〈重ね煮の応用〉

他の食材で重ね煮を行なう場合
(きのこ類、こんにゃくなどを入れない時は焦げやすくなるので少量の水を最初から入れておきます)

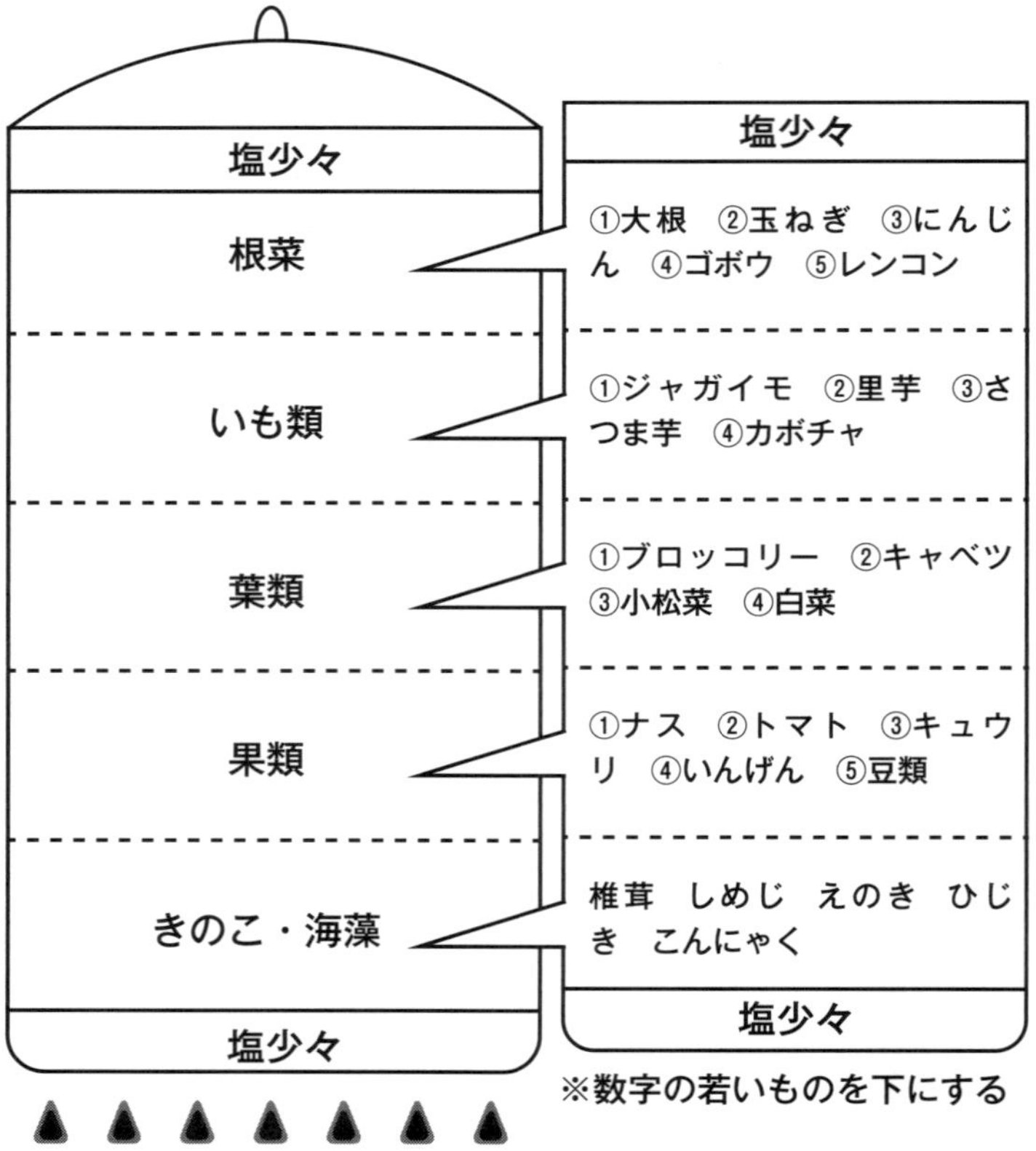

重ね煮の応用

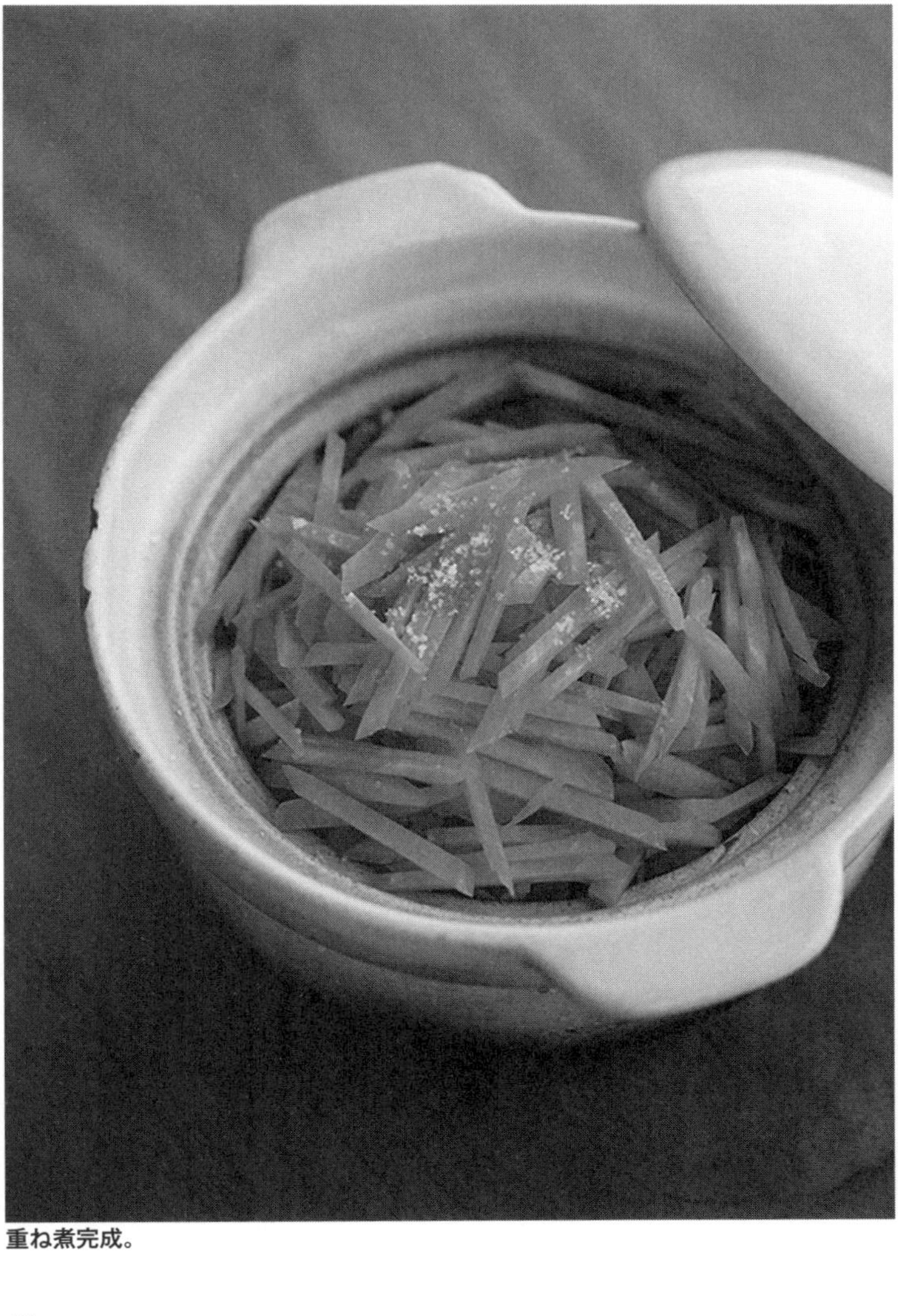

重ね煮完成。

塩や味噌・醤油だけの味付けなのにその野菜のおいしさにみなさんびっくりされます。「野菜って甘かったですね」とか「すっと体にはいっていきます」とか言われます。また後で、便通がよくなったといわれることもあります。

「ひきこもり」や「うつ」の人へのおすすめ料理法は、便通をよくして体を温める料理です。まずは、便通をよくする食物繊維の入ってない肉や魚だけの料理を作らないこと。肉や魚は、育てるときに飼料の中に抗生物質も入っています。できるだけお腹をあたためるように根菜類やくず粉を使ったりして料理するのもいいです。冬の冷たい飲み物やアイスなんかは最悪です。

先程書いたように、化学物質のできるだけ入っていない旬の野菜を中心に、いい調味料を使って土鍋で料理すれば、自然においしくなり腸にとってもいい「食」になります。

「おいしいね」と心が満足するものを食べる

腸にとっていい「食」をたくさん食べれば「ひきこもり」がすぐに治るかといえば、そんな簡単にいくわけではありません。いいといわれるものだって、摂りすぎは逆効果です。ひとつひとつのいい悪いよりも食べ合わせでありバランスが大事になります。
それに、「ひきこもり」を治すために腸にいいものを食べよう、などという義務感で食べても楽しいわけがありません。

「食」は　その食べ物だけでなく、作り手の思いも大事となっていきます。

現実に、毎日お母さんが作った手づくりのお弁当で、ひきこもっていた娘さんが、学校に行けるようになった話を聞きました。

いやいやではなく、ただひたすら食事を作り続けることは、「あなたの命が大切なの」という無言のメッセージがつまっています。

親として家族として「ひきこもり」や「うつ」になった人に対していろいろ言いたいこともあると思いますが、まずは「おいしいね」と一緒に食べることから始めませんか。あれこれ言う必要はないのです。本人も苦しんでいます。何も言わずに「おいしいね」と言って食べることが大事なのです。一緒に食べられる関係になっていなければ、先程のお母さんのように作り続けることが大事です。毎日完璧に作る必要はありません。時には手抜きをせざるを得ない日もあるでしょう。そんな時、一言「ごめんね」と言葉を添えればいいのです。

「食」を通して「ひきこもり」や「うつ」本人に、生きている意味や幸福感を味わってもらうこと。そこからしか始まりません。「食」は体の栄養だけではなく心の栄養にもなるのです。

ちょっと元気がでてきたら料理を一緒に作るのもいいかと思います。簡単なものでいいから気分転換になると思います。そして、食べることに意欲が出てきたら、それは前向きに生きる意欲にもつながっていきます。食べることは、生きることです。「おいしいね」から、人は幸福感を味わえるのです。

もし誰も作ってくれる人がいなければ、時には機能性食品を使うのもいいかと思います。私は、腸内細菌を元気にしてくれる大豆麹菌生乳酸菌発酵液やオリゴ糖の食物繊維が入っている機能性食品を過労で「うつ」になった人にすすめたら、2か月ぐらいで状態がよくなり、今はまた元気に働いています。これはまさに田中先生のおっしゃっていた醍醐の一つではないかと思っています。

とにかく心と食は関係はないと思われがちですが、腸内細菌を通して大いに関係しています。このことは「ひきこもり」や「うつ」の状態の人ばかりでなく、すべての人にとって腸内細菌のよろこぶものを食べることで心身ともに元気になっていくのです。

そして、最後に食とは直接関係ないのですが、お子さんがひきこもりで暴力など振るってどうしても手に負えなくなったら、距離を置くことです。暴力は、どうにもならない自分の歯がゆさの親への甘えです。知り合いは、暴力を振るう30才の息子の前から突然何も言わずに消えました。5年後再会すると、「あの時お母さんがいなくなって良かった。いなくなったからこうしてやり直すことができた」と息子さんに感謝されました。田中先生が言うように、時には我が子を千尋の谷に落とすことも必要かと思います。

【参考文献】

『人の健康は、腸内細菌で決まる』　光岡知足著（東京大学名誉教授）
『食で治す心の病』大沢博著（岩手大学名誉教授）
『あなたの体は9割が細菌』アランナ・コリン著　矢野真千子訳
『腸脳力』『実践！腸脳力』長沼敬憲著
『「腸の力」であなたは変わる』デイビット・パールマター著　白澤卓二訳
『いつものパンがあなたを殺す』デイビット・パールマター著　白澤卓二訳

第六章　「ひきこもり」を治す腸整体術

中山建三（日本整体学院院長）

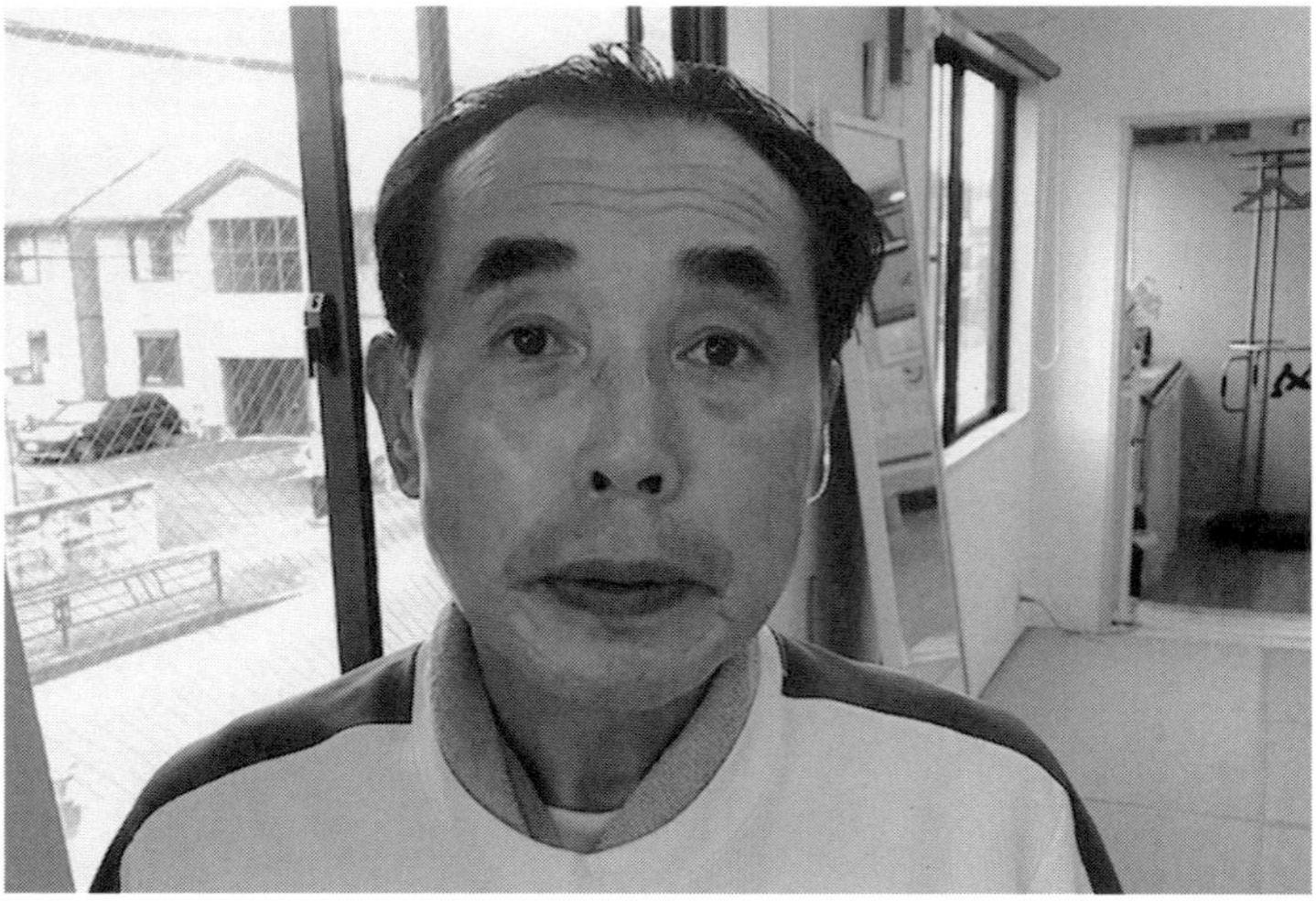

中山建三（なかやまけんぞう）

昭和22年高知県出身。整体師として数多くの患者の施術の結果、人間の体の中の特に「腸」に注目し、腹部をゆるめて心身をリフレッシュする腸整体術を開発。著書に『整体師になろう！』（現代書林）などがある。

まずお腹の緊張を緩める

整体の仕事をはじめて、すでに40年以上になるのですが、中でも腸に注目するようになってから30年以上たちます。

数多くの経験の積み重ねからお腹、特に腸の大切さを実感するようになったのですね。たくさんの患者さんの施術をすると、体にトラブルを抱えている方のお腹は、例外なく、何らかの異常がある。脇腹が固くなっていたり、とても冷えていたり。

お腹のトラブルだけでなく、腰痛でも頭痛、肩こりでも、みんなそう。それで硬くなったお腹をほぐし、筋肉をリラックスさせると、痛みはスーッと引いていくんです。

気になってお腹について調べていくと、お腹、ことに腸に体全体のバランスをとるための情報が集まってくるのを知ったのです。

体だけではない。心の部分さえコントロールしているのが腸であるのを、私は、偶然知り合った田中保郎先生を通して知りました。

先生の唱える「東洋医学考根論」では、植物の根っこにあたるのが「腸」だといいます。だから、みんなが「脳」の問題としてとらえている心のトラブルも、お腹をリラックスさせることで改善できる。

そしてなぜ現代人が「うつ」や「パニック障害」、あるいは「ひきこもり」といった状態になるのかといえば、結局、原因のほとんどはストレスだろう、と私は思いました。仕事や家族の人間関係、金銭問題、その他さまざまなものがストレスとなっていきます。おかげで自律神経がおかしくなっていきます。

自律神経は全身の血管、内臓の働きも調節して、心のバランスまで整えている神経です。活発に動きまわる際に働く交感神経と、休息時に働き、癒しを与えてくれる副交感神経が調和し合って、心身の健康が保たれています。

ところがストレスがたまって気が休まらないと、交感神経ばかりが優位になって、緊張した状態が続いてしまう。そうなると血流も悪くなり、腸や腸内細菌も鈍って「生きがいホルモン」セロトニンも欠乏していきます。

それを改善するには、なによりお腹の緊張をゆるめ、血行を良くして心身をリラックスさせてあげるのがいいのです。

薬で解決できない「心の病」も腸整体術で

心の病を抱えた患者さんが病院に行くと、まずお医者さんは薬で治療しようとする。「ひきこもり」の方なら、まず社会不安障害やパニック障害、あるいはうつ病性障害と診察されるかもしれません。

そうなると、ほぼ自動的に抗うつ薬を処方されるかもしれません。

でもそれが果たして本当の解決になるのか？　薬の種類はいろいろあるにせよ、基本的には脳の中の覚醒中枢の働きを強引に休ませて症状を抑えるものです。一時的に効果はあっても、根本的な体質が変わるわけではない。しかも、飲み進むうちにどんどん効果は弱くなって、量を増やしたり、もっと強い薬を使ったりしないといけなくなる。抗うつ薬には腸の働きを抑える作用もあるともいわれています。治療によって、せっかくの腸内細菌の働きも鈍るのでは、かえって逆効果かも知れません。

私が現在やっている「腸整体術」は、そうした副作用は一切ありません。強引に病気の症状を抑えようというのではなく、体の中から自然に直す力を呼び起こそうとしているだけですから。

「整体」といっても、背骨をボキボキ鳴らしたりするようなものではありません。通常のマッサージ、指圧のように、指の圧力で体をもみほぐすこともないので「揉み返し」もありません。

ほぼてのひらを使って「さする」感じですね。

「手当て」と言う言葉がありますが、もともとてのひらを患者の患部に当てて、ケガや病気の治療をしたのが語源になっているようです。現実に、人間のてのひら部分から微量の電磁波が出ていて、科学的にもてのひら治療は認知されています。

私は、そのてのひらエネルギーを使い、まずお腹の筋肉をゆるめます。

まずお腹を優しくもみほぐし、腹部のコリや張りを取る。そうして腸の働きを活性化して、体全体がリフレッシュできるようにする。

ほぼお腹に始まり、お腹に終わるのです。

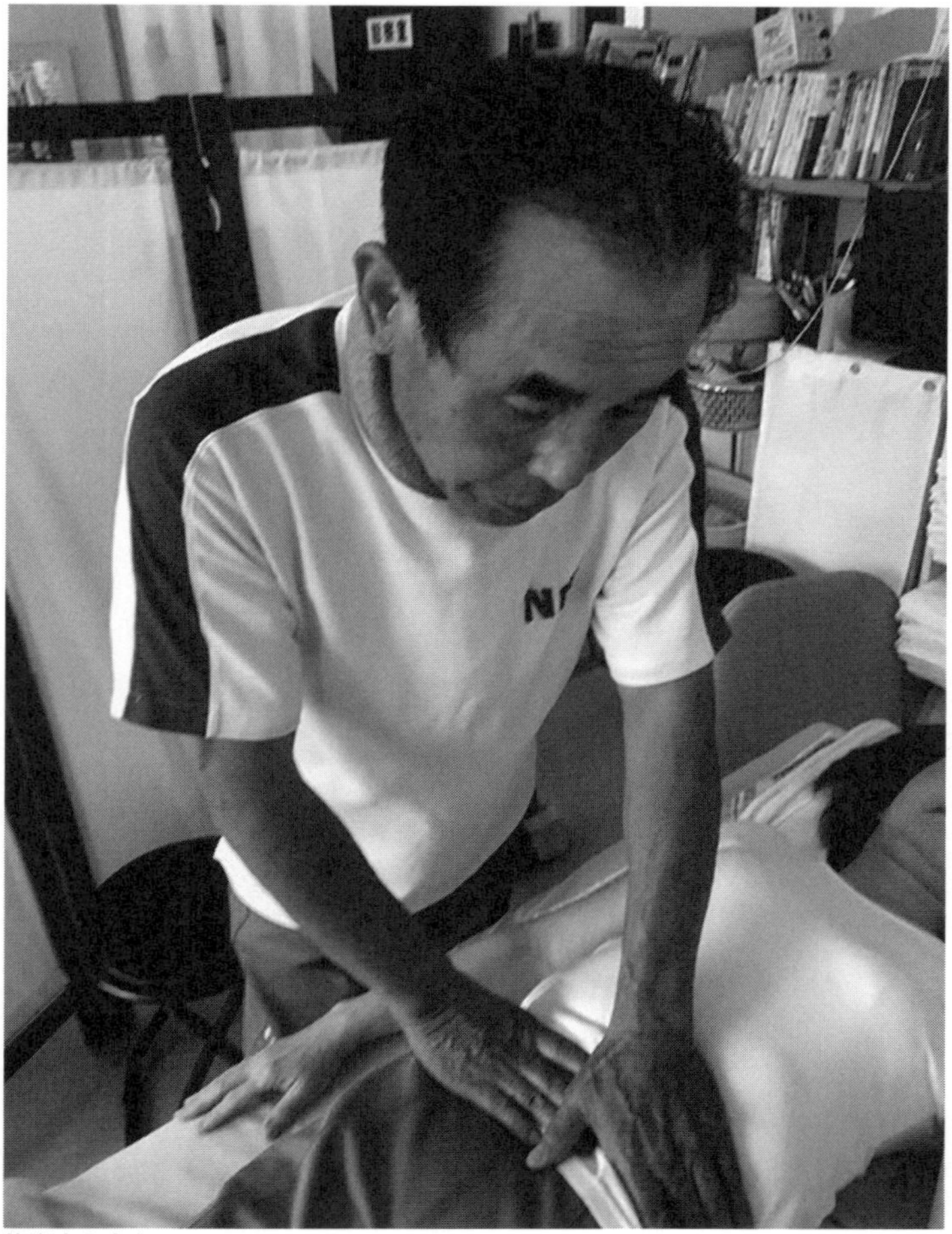

施術中の中山。

家族でのスキンシップが生む「心の癒し」

「ひきこもり」において、おそらくひきこもっているご当人は、決して心やすらかではないでしょう。外に出ようとして出られない鬱屈、家族に迷惑をかけていると思う自責の念、同世代の人間に後れを取っているという敗北感など、様々な気持ちがストレスとなって、心にトゲが刺さった状態になっているはずです。

そのトゲを抜いてあげるのは「癒し」しかありません。

交感神経の緊張ばかりが高まった時、「自分が癒されている」との実感が救いになるのです。心身の緊張から解放されてリラックスすれば、明日への活力にもつながります。

では、人間が「癒されている」と感じるのはどんなときか?

いろいろありますね。温泉に入っているとき、早朝、近くの公園を散歩しているとき、好きな音楽を聴いているとき、おいしい料理を食べているとき・・・。

とはいえ、最も癒されるのは、愛する人とのスキンシップではないでしょうか?

赤ちゃんを思い浮かべてください。お母さんにダッコされて、あるいは体に触れられたときが、一番幸せそうではないですか。

病院で手術を前にした患者さんでも、ずっとついていたご家族の方に「大丈夫よ」と手を握ってもらったら、高まっていた緊張がゆるんで、リラックスできるともいわれています。

あくまで、相手は「心を許し合った人」「愛する人」です。嫌いな人にハグされたり触られたら、誰だって不快な気分になる。

だから私は、家族の誰かがひきこもり状態に陥ったら、その人に最も愛情を注いでいる人が腸整体術でその人の心を癒してあげればいい、と思います。それはお母さんかもしれない、奥さんや旦那さんかもしれない。

愛する相手の腸整体術を受ければ、セロトニンだけでなく、ドーパミン、エンドルフィンなどのホルモンが出て、人間に「生きる歓び」をもたらしてくれます。

その上に腸内環境もアップして、腸内細菌も活性化するのだから、メリットだらけです。

子供の「ひきこもり」に悩み、どうすれば脱却できるかを模索しているが、病院に行っても、カウンセラーに相談しても解決の糸口が見いだせないご家族の方には、ぜひ言いたい。

試しに腸整体術をやってみたらどうでしょう。

ひきこもっているご本人のセルフマッサージという方法もあるにはありますが、あまり効きませんし、癒されている実感もわきません。

すべての「ひきこもり」が解決するなんて、そんな大風呂敷は広げません。ただ、100人試していただければ、そのうちの何人かは一歩、外に出る気持ちになってくれるはずです。

腸整体術で密なコミュニケーションを

ひきこもる本人の体を、家族が腸整体によって触れることは、同時に両方の会話を生むキッカケにもなります。まず何より、ひきこもった当人の「心」を少しでも解放してあげられるかもしれません。

「ひきこもり」の方がいる家族では、当人とご家族が何年も会話も交わしていない例もあるとか。話をしなければ自然に互いの心も離れていきます。

まず、ご家族の方は、思い切って、「マッサージでもしようか」と声をかけるのです。心を閉ざしている場合はすぐには応じてもらえないかもしれませんが、根気よく声かけをしていけば何かのはずみで「いいよ」と応じてくれるかもしれません。体をほぐされるのは、本来とても気持ちのいいことなのですから。

時間は、不規則でなかなかいつごろがいいのかは難しいですが、出来たら寝る直前か起き抜けがいいですね。心身がリラックスして副交感神経が最も活発な時間帯がいいでしょう。

ずっと押し黙ったまま体をほぐし、ほぐされは、かえってなかなかできるものではありません。「お腹の具合、どう？」「痛いところはない？」などの体の話から、少しずつ、互いの気持ちが馴染んでいくものです。

冷たくなっているお腹とともに、冷たくなっている心を温めてあげるのが、まさに腸整体術なのです。

私がやっている腸整体術は、力を入れず、手のひらを当てて、ほとんどお腹をさする程度の強さで行います。

ですから力がいりません。仮に高齢のお母さんがひきこもった息子さんに施術するのでも、簡単にできます。必要なのは力より愛情。

しかも、ひきこもったご当人の体の具合を常にチェックもできます。お腹の冷えはどれくらいか？　硬さはどうなっているのか？　体の状態さえわかれば、ご家族も少しは安心もできるじゃないですか。

ご家族にとって最も不安なのは、同じ家の中にいながら、ひきこもった方がいったいどんな状態なのかさっぱりわからないことです。

もしも「ありがとう」と感謝の気持ちをあらわしてくれるようなら、これはチャンスです。

ひきこもりから一歩前に出ようとしているかもしれません。

腸整体術の基本施術

それでは、まず腸の動きを活性化し、体全体にエネルギーを満たしてくれる腸整体術の基本施術を紹介しておきましょう。

朝起きた時、あるいは寝る前、どちらでもいいのですが、交感神経があまり働いていない、心身がリラックスした時間帯に行うのが効果的です。

施術を受ける側はパジャマやジャージなど、ゆったりした服装で行うのがいいでしょう。一回で、ものの3分でできます。

①まずベットや布団に、受ける側はリラックスしたまま仰向けになります。

施術する側は両手を丹田のあたりに軽く当てて、お腹を温める。「丹田」とは、東洋医学で体を司る場といわれる、へそ下3センチくらいのツボ。これをだいたい7秒くらい。受ける側はゆっくりと深呼吸をしながら、だんだんお腹が温まっていくのを感じます。

②続いて、施術する側は左右の手を、受ける側の大腸の上に軽く当てます。そして、両手を少しずつ上にさすりあげていきます。これを3回。受ける側はリラックス。特に肩の力は抜きます。

③受け手のおへその下を施術する側が軽くさすります。そして、指を少しずつ上にさすりあげていきます。これも3回。

④施術する側は左右の手をそれぞれ受け手の左右の脇腹に軽く当てます。それをまた少しずつ上にさすりあげます。また3回。

⑤施術する側の片方の手を受け手の腹筋の上側、みぞおちのあたりに軽く当てます。もう片方は丹田の下、恥骨の真ん中あたりに軽く当てます。それで、腹筋にある手は上にさすりあげ、丹田の下の手は下にさすりさげていきます。これも3回繰り返します。

これが腸整体術の、いわば基本形です。

3回といっても、①を3回、②を3回と分けてやるのではなく、①から⑤までをワンセットにして、3回繰り返すほうがより効果的でしょう。

すでに、これを実行していくだけで、腸内細菌の活動も活発になり、セロトニンの生産も増え、お腹の血流もよくなっていきます。お腹の血がサラサラになれば、体全体もよくなっていきます。

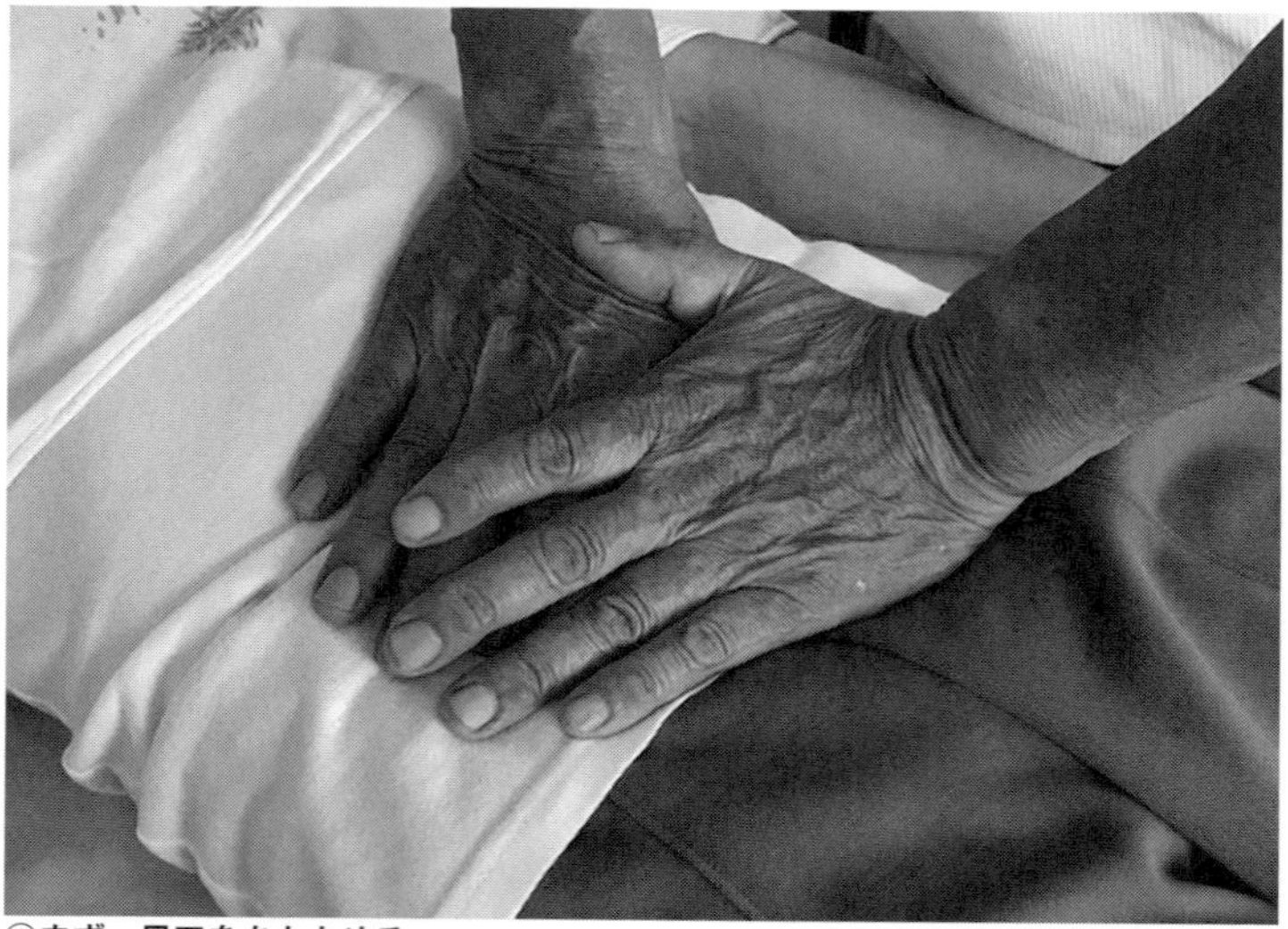
①まず、丹田をあたためる。

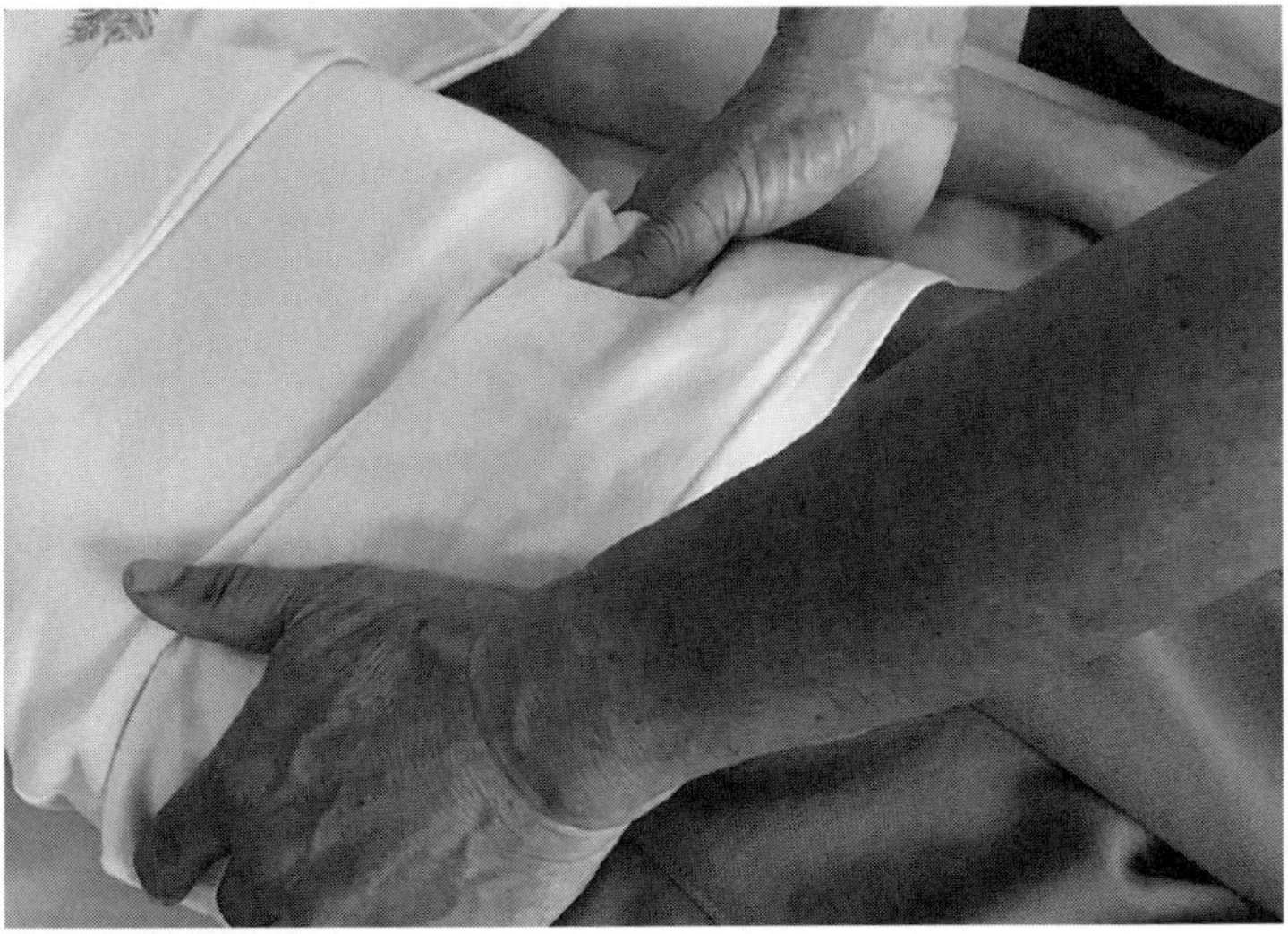

②大腸の両脇をしめる。

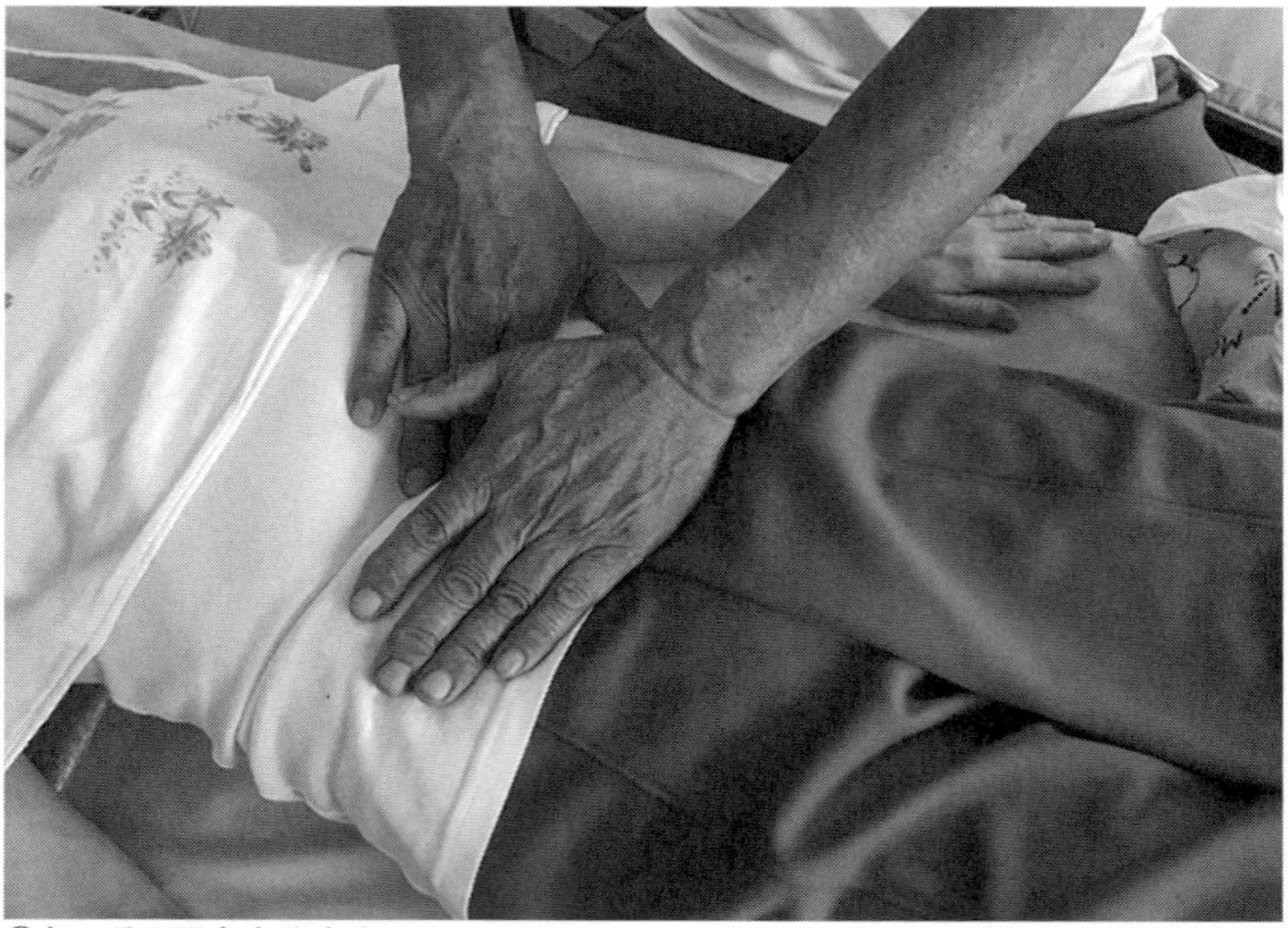
③おへその下をゆるめる。

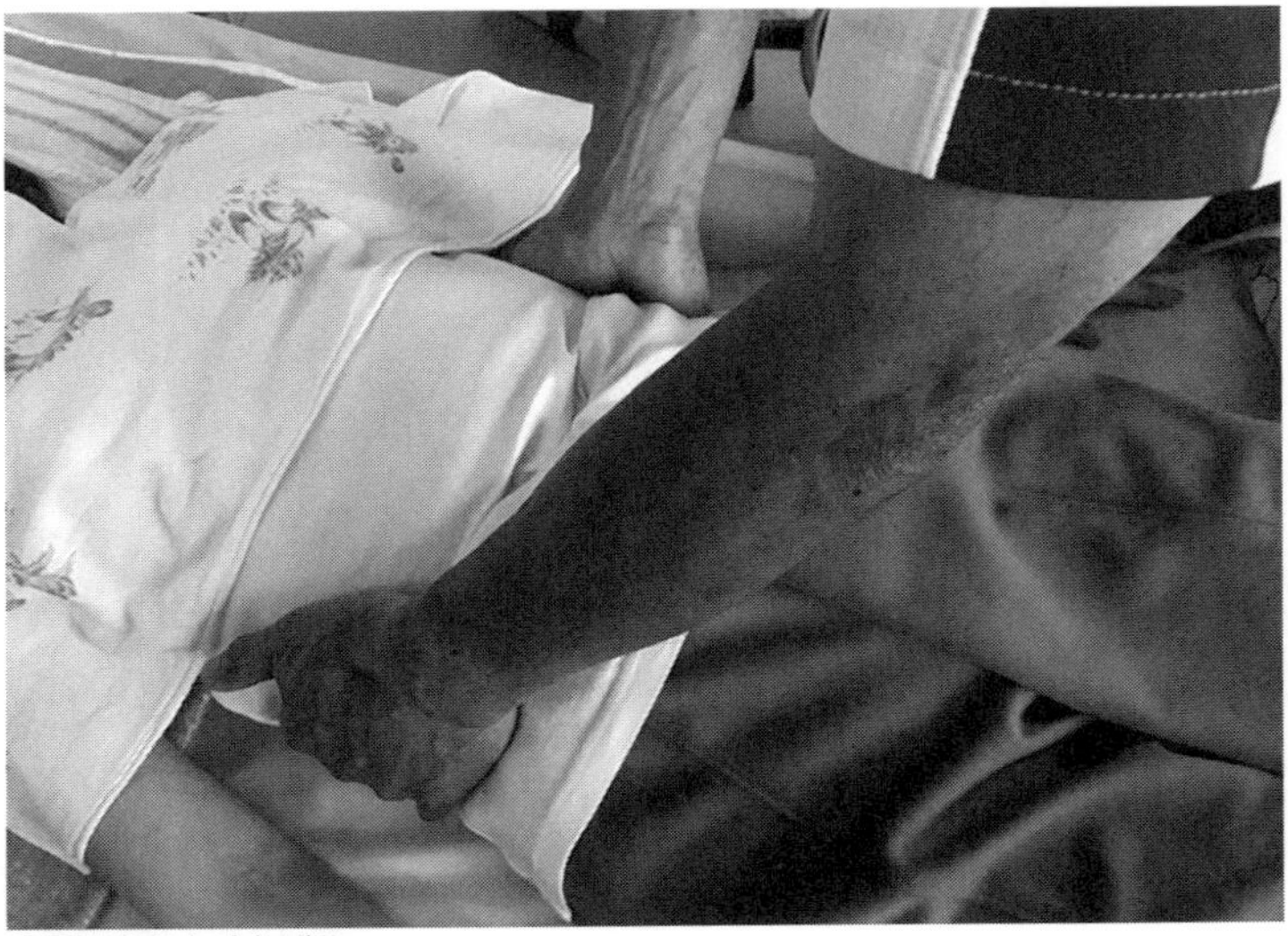

④両脇をさすりあげる。

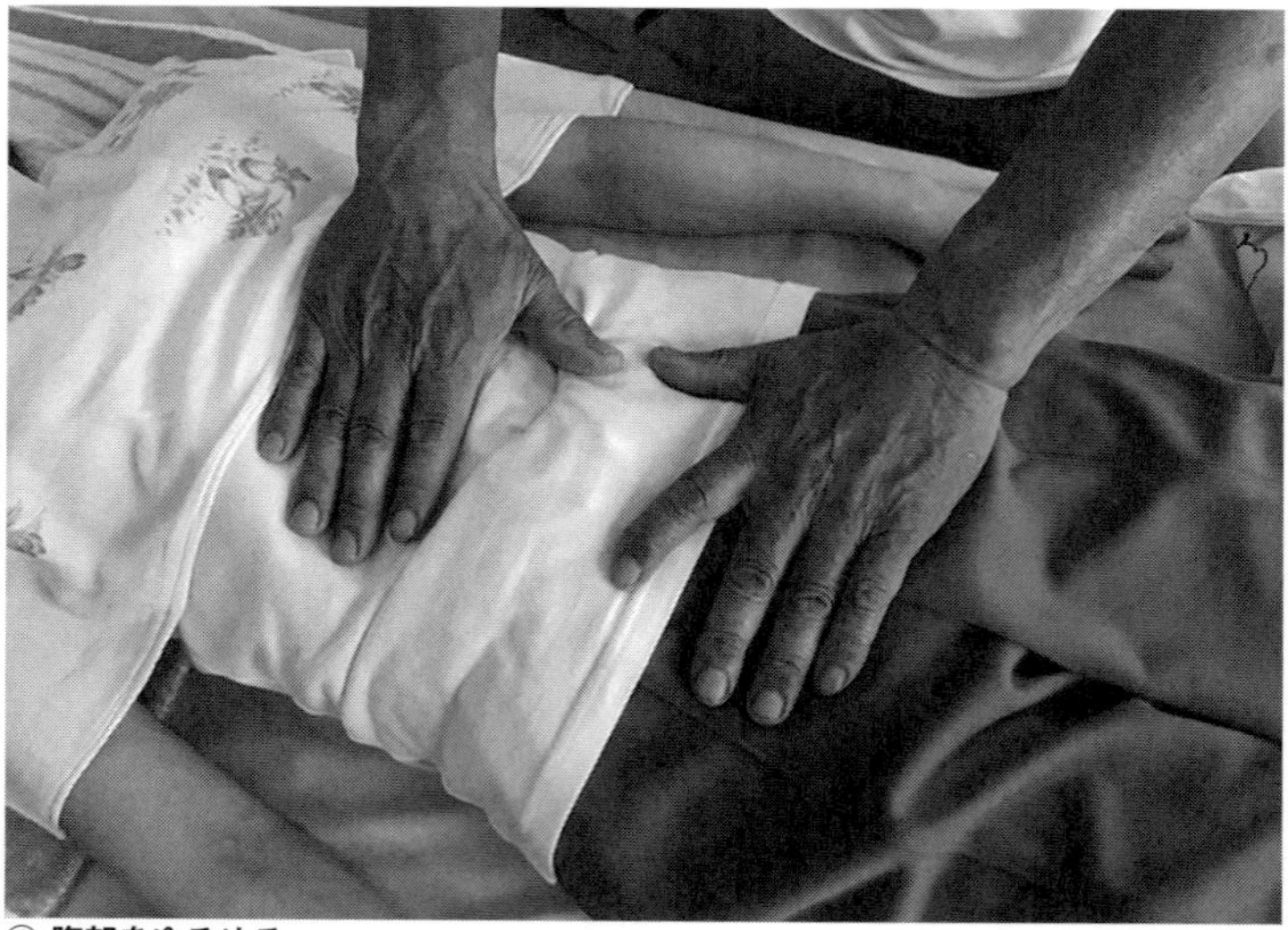
⑤ 腹部をゆるめる。

便秘のもとの「ねじれ腸」を改善する

「ひきこもり」と便秘とは、もうこれ以上ない密接な関係です。

ひきこもればひきこもるほど普段の運動量も落ち、腸のぜん動運動も、便を肛門まで運んでいく腹筋の力も衰えていきます。しかも、水分の摂取量も減るし、偏食の度合いが強くなって食物繊維の摂取量も減ります。昼夜が逆転したり、不規則な食生活が続いたりするのも腸の働きを鈍らせます。

私も何度も経験がありますが、「心の病」を抱えている患者さんのお腹は一様に冷えています。しかも張っている。それで便通の具合を聞くと、まずほとんどは便秘に苦しんでいるという。

こうした場合、医師なら酸化マグネシウムなどの便秘薬を使って症状を緩和させようとするでしょう。食事療法を勧める人もいるかもしれません。ご飯は白米ではなく玄米、肉料理は減らしてなるべく野菜を食べる、などを指導するとか。

便秘さえ改善すれば、「ひきこもり」が改善する可能性は十分にあります。

私は腸整体術をすすめる立場から、便秘を治す整体術について、ずっと考えてきました。

その結果として、「ねじれ腸」の改善に目を向けたのです。

「ねじれ腸」ってお聞きになったことはありますか？ 実は便秘の中でも、最も深刻なのが、大腸が捻れたり、微妙に曲がっていることです。しかも、こうした腸は欧米人などに比べて、日本人に圧倒的に多いらしい。

元来、穀物や野菜が食事の中心だった日本人の腸は、肉食中心の欧米人に比べて長めとはいわれていました。となると、ねじれや折れ曲がりも多くなって腸管の狭くなった部分には便が引っかかって詰まりやすくなる。

ひきこもり生活が長くなっていればいるほど、この「ねじれ腸」が悪化している確率は高いのです。

ではその具体的な施術とすると、

①施術する側は仰向け状態の受け手のおへその上に、軽く両手を重ねて当てます。

②右回りで楕円状に、両手をゆっくり受け手のお腹をさするように回していきます。

③最初は小さい楕円をつくり、やがて大きな楕円にしていきます。

この①から③までの動きを、だいたい毎日6～7回くらい繰り返していきます。これによって、ねじれたり曲がったりしている腸を整えていくのです。便も大腸の中で右回りに進むので、腸整体術もあくまで手は右回りです。

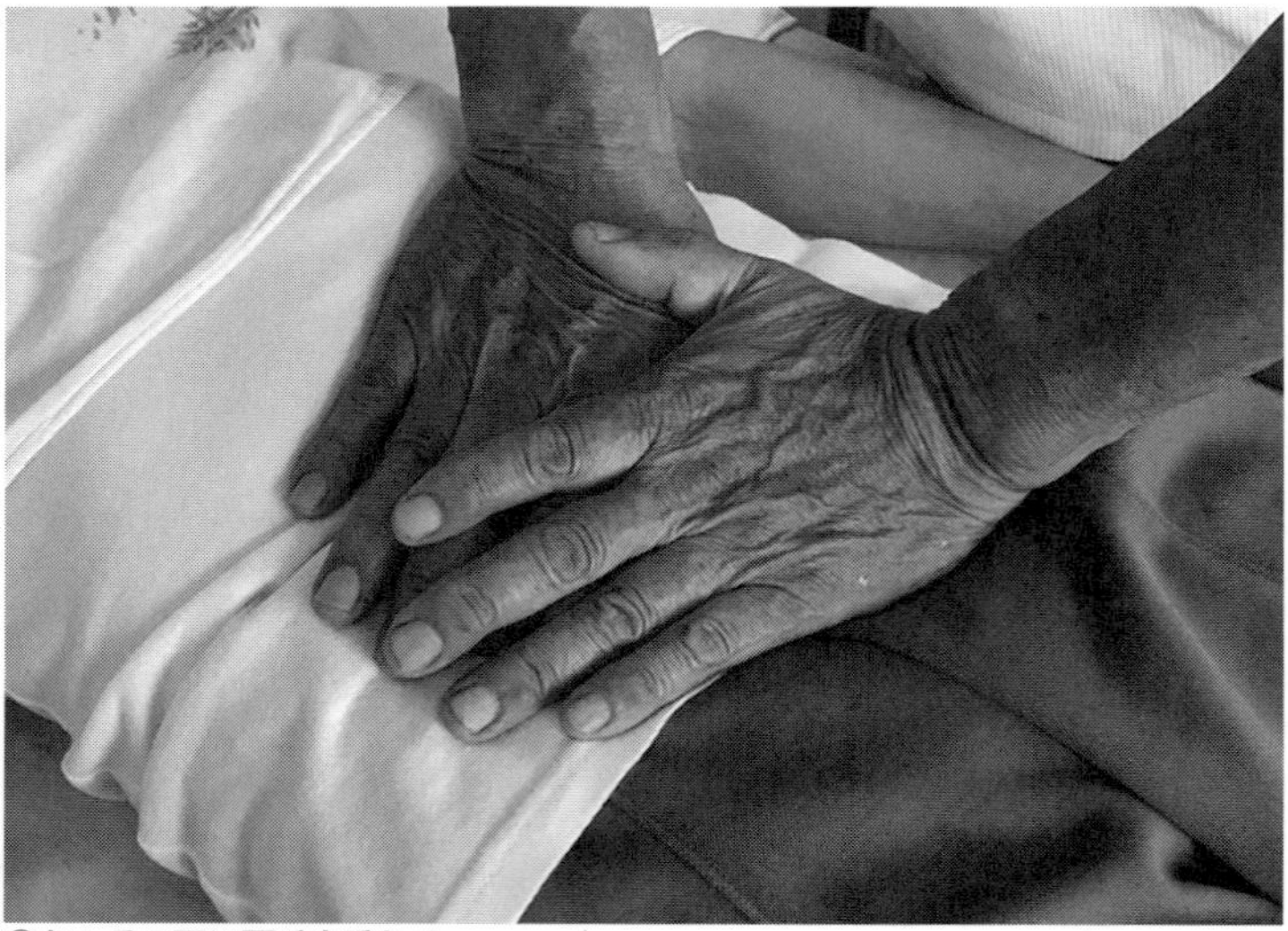
①おへその下に両手を重ねる。

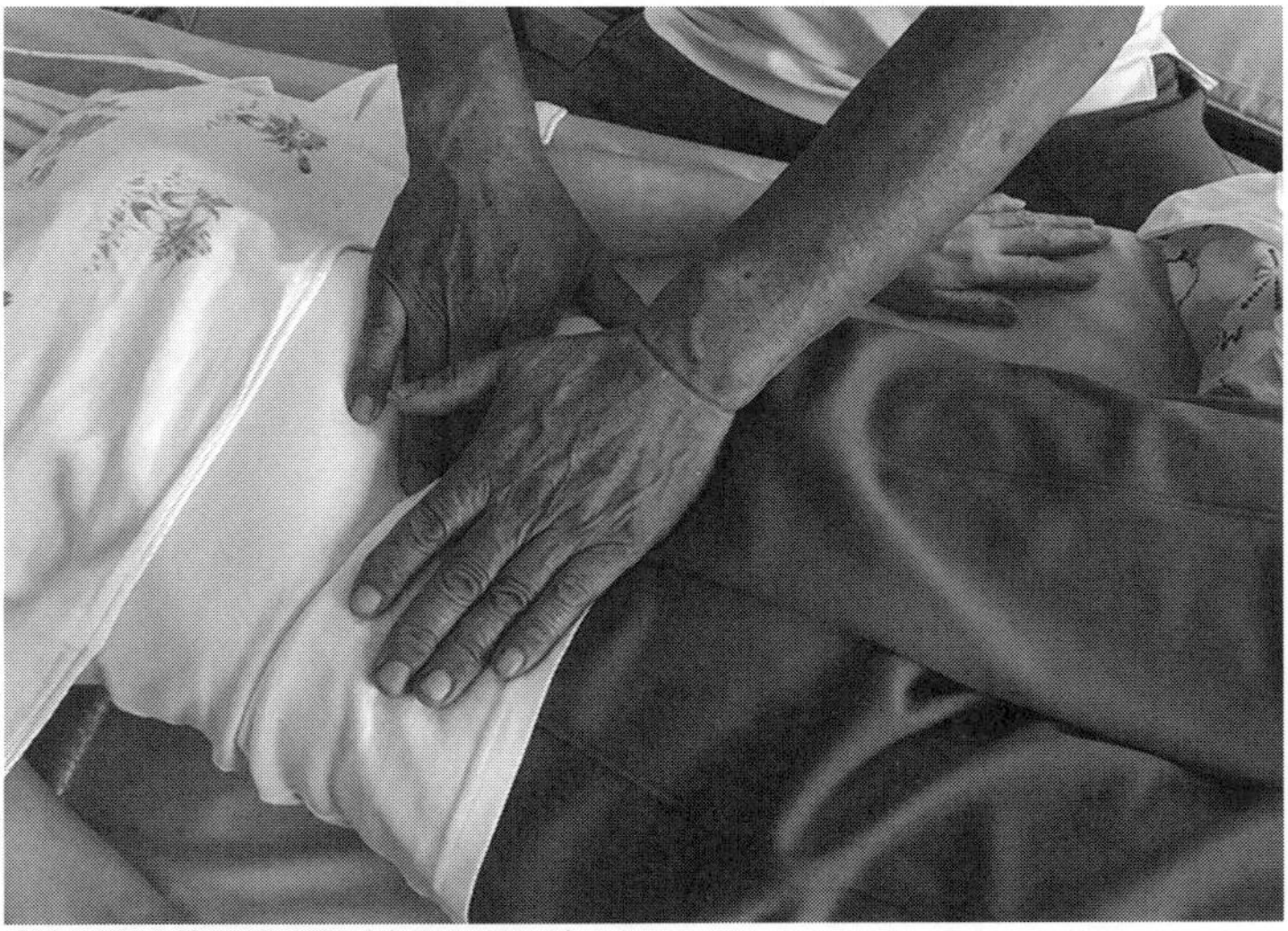

②右回りで楕円状に両手を回していく。

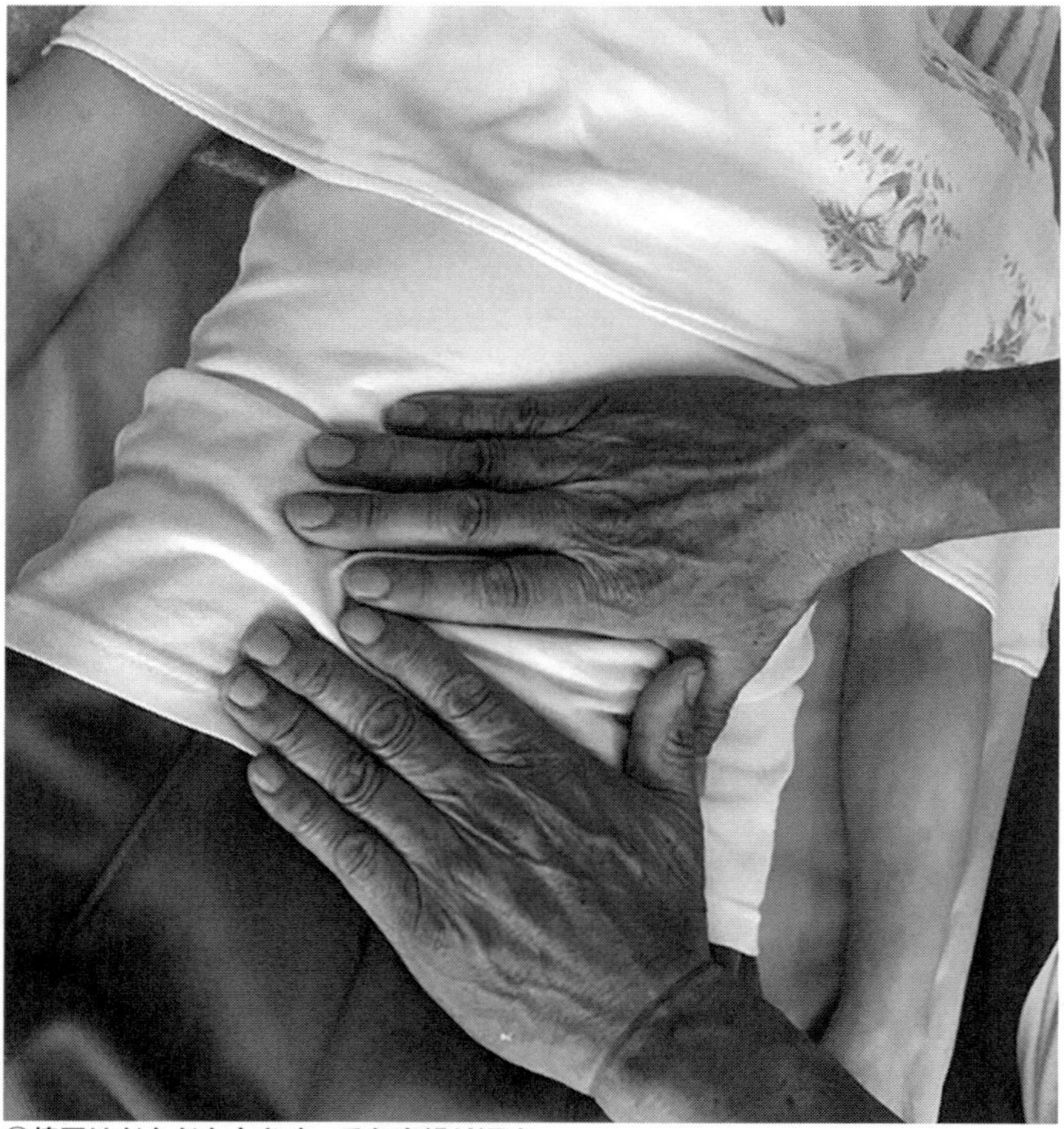
③楕円はだんだん大きく。それを繰り返す。

「曲がり角」のケアをする腸整体術

便秘を改善する整体術は「ねじれ腸」対策だけにとどまりません。

単なる「ねじれ腸」だけではなく、やがて年数がたつと、それが慢性化して、ついには腸閉塞にまで達する危険性だってあるのです。

「ひきこもり」が慢性化し、10年20年とその状態が続いたりすれば、ちょうど「ゴミ屋敷」のゴミのように便もたまっていき、便通はさらに悪化します。小腸の最後の部分で大腸に連なる回腸が詰まって起こす便秘も、とてもしぶとく、腸の活動の障害になります。掃除が必要なのです。

腸整体術においては、特に、便が通りにくくなる、大腸の「曲がり角」に当たる部分を入念に施術します。

「曲がり角」は主に3つのポイントです。

①上行結腸と横行結腸のつなぎ目の部分

②横行結腸と下行結腸のつなぎ目の部分

③下行結腸からS字結腸とのつなぎ目の部分。このあたりは、特に丁寧に。

施術としては、施術する側が両手をまず上行結腸の部分に当て、そこから右回りで進んでいきつつ、つなぎ目部分で止まり、ゆっくりと腸をゆるめていくのです。これを最低3回は繰り返してください。

どうですか？　それほど難しくはないでしょう。

「ひきこもり」のご本人も、ご家族も、ただ手をこまねいていないで、まず腸整体術で腸内環境を整えてみたらどうですか。

何かが変わるかもしれませんよ。

大腸の構造
(大腸を正面から見た図)

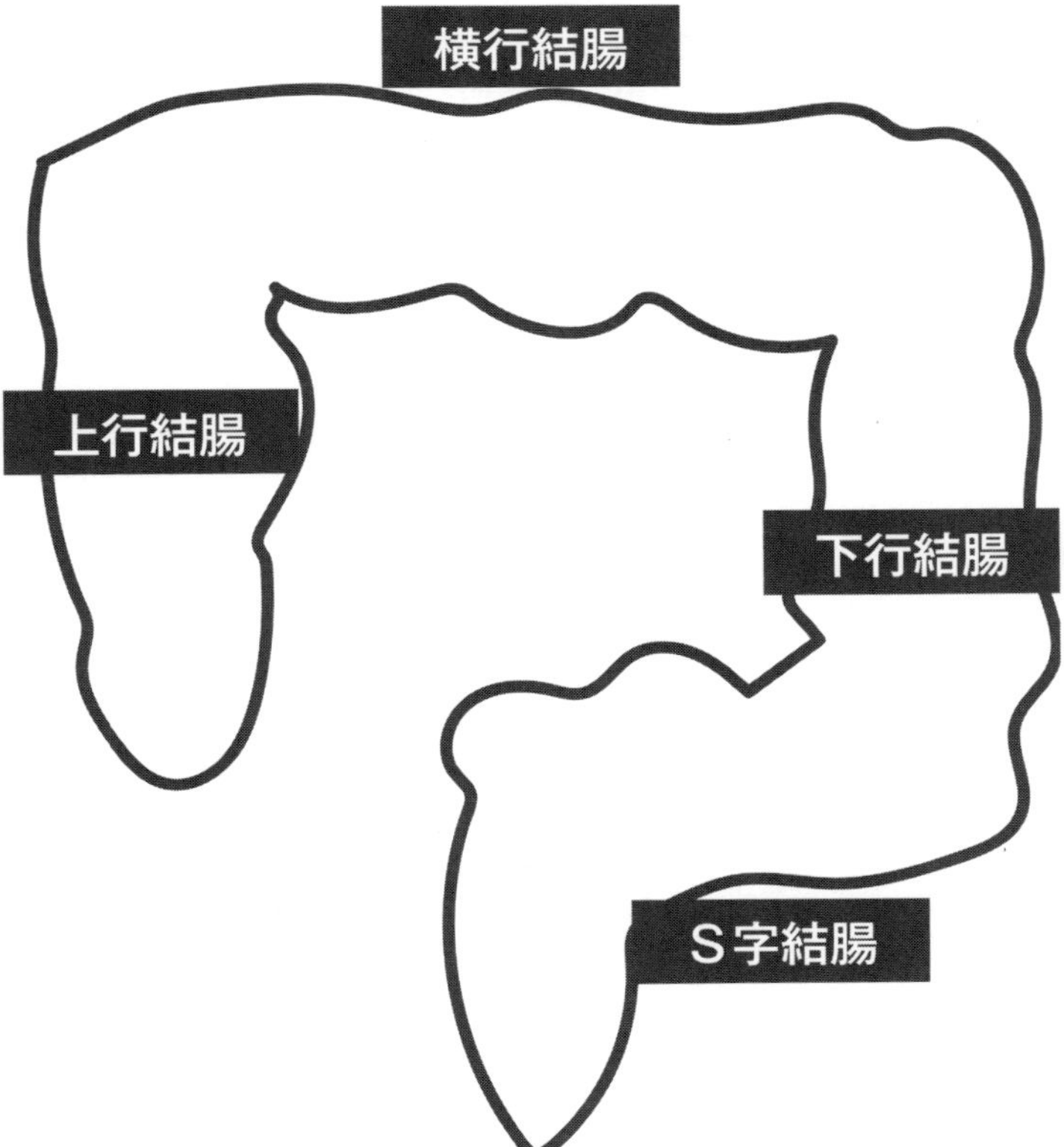

田中保郎・あとがき

今、私は序章で紹介した、かつての登校拒否少年に非常によく似た少年の治療を手掛け始めたところです。

彼は現在。中学3年生なのですが、登校拒否とひきこもりが始まったのは今年の6月。もともとＡＤＨＤ（注意欠陥・多動性障害）とはいわれていたそうです。ゲームをやり出すと歯止めが効かずにずっとやり続ける。テレビも、見始めるといつまでたっても見続けてやめられない。

小学校のころからじっと席に座っていることが出来ず、気持ちを落ち着かせてくれるコンサータを常用していたとか。

コンサータは心を落ち着かせてくれる薬で、実際に飲めば30分もすると行動が落ち着いてくるが、体が大きくなると、なかなか効かなくなってきます。彼は15歳になる今まで、ずっと飲み続けているとか。

友達付き合いが苦手でイジメも受け、小学校から中学に上がっても友達は出来ない。ほぼ、ずっと「ひとりぼっち」。学校も、出たり休んだりしているうちに完全な登校拒否になり、ひきこもり状態で、自宅では、気に食わないことがあるとすぐに暴れるようになったそうです。

食生活に関していえば、偏食で甘いものが大好きな反面、野菜は大嫌い。やはり便秘気味でトイレも長い。

すでに小児科の病院にはずっと通院しているし、担任の先生も何度も家庭訪問にやってきて、児童相談所にも親は通っている。それでも症状はなかなかおさまらない。まさしく、これから本格的なひきこもり状態に入るかどうかの瀬戸際です。ここで放置したら、どんどんいたずらに年月を重ねてしまう。

そこで私は、本人の腸はもちろんですが、同時にそのお母さんの腸の方にも注目しました。

赤ちゃんの時期だけではない。たとえ成長しても、お母さんが情緒不安定だと、それは子供に伝わってしまうのです。とにかく母親ほど、子供に重大な影響を与える存在はありませんし。

現に彼のお母さんも、腸の生育不全が原因で心身のバランスが崩れる「疳の虫」の状態でした。さっそく「疳の虫」に効く「釣藤散（ちょうとうさん）」を処方して様子を見ることにしました。

というわけで、この彼についていえば、まだまだ治療の途中です。ひとまずは、本人とともに母親の腸をしっかり整えていこうと考えております。

１００％、彼のひきこもりを治せる自信はありません。だが、他の医療機関や相談窓口でなかなかうまくいかず、何とかしたい、と最後の望みとして私のところに来ていただいたのですから、結果は出したいと思います。

そして少なくとも現時点で、脳で治すのではなく、アンバランスになった腸の状態を治し、基底顆粒細胞と腸内細菌を元気にすることが、「ひきこもり」脱出の近道だと私は信じています。


いや、まだ少年のうちは治るかもしれないが、40代50代の中年ひきこもりになったら絶対に無理、と思っている方も多いかもしれません。解決の糸口そのものがないからこそ、より深刻なのだ、と。

そんなことはない。確かに確率は低くなります。腸も、いままでさんざん不規則な食事や暴飲暴食、偏食、それに薬漬けなどで痛めつけられて来たので、バランスを取り戻すのはとても難しい。

でも、治りたい気持ちを持ち、常用していた西洋薬も一度抜いて、食生活も安定させて、改めて漢方薬を使いながらコツコツと腸のケアをしていけば、心身がスッキリして、外に出てみようという気にはなれる。

それで仕事を見つけて社会復帰できるかはわかりません。私はハローワークの職員じゃない。会社の経営者でもないから、雇ってあげることもできない。社会的な意味での回復のお手伝いはできない。

ただ医師として、「ひきこもり」でなくなる心と体の力は、十分に回復するお手伝いはできる、と考えています。

「ひきこもり」問題がどんどん深刻化する原因の一つに、いまだに「心の病」といえば「脳」にばかり目が行きがちの日本の医療体制の欠陥があると、あえて私はここで断言したいと思います。

もっと「腸」に目を向けなくては。

何割かは保証できないが、少なくとも、今まで絶望的と考えられていた人たちのうちの何人かは、治せる。

「食」と「ひきこもり」「うつ」について寄稿していただいた高石知枝さん、「整体術とひきこもり」について寄稿していただいた中山建三さん、ありがとうございました。そして、腸の大切さ、東洋医学の素晴らしさを訴える私の話を聞き続けてくださった、読者の皆々様にも感謝いたします。

令和元年9月　　田中保郎

「ひきこもり」は、腸で治す!?

2019年9月30日　初版発行

著　者◆田中保郎
　　　高石知枝　中山建三

発　行◆(株) 山中企画
〒114-0024 東京都北区西ヶ原3-41-11
TEL03-6903-6381　FAX03-6903-6382
発売元◆(株) 星雲社
〒112-0005　東京都文京区水道1-3-30
TEL03-3868-3275　FAX03-3868-6588

印刷所◆モリモト印刷
※定価はカバーに表示してあります。

ISBN978-4-434-26441-2　C0077

田中保郎の「腸」と「東洋医学」シリーズ

『長崎発★東洋医学医師　田中保郎の挑戦「心の病」は腸を診れば治る!?』

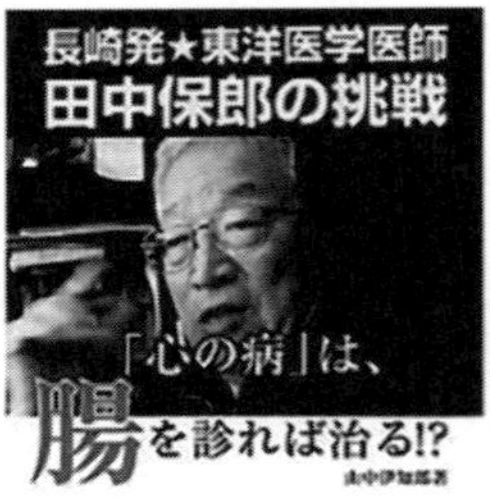

山中伊知郎・著

「脳」ではない。「腸」を治してこそ「心」も治る、と田中保郎が訴えた！　その叫びが日本全国に広がっていった！

ISBN978-4-434-16885-7　C0095
定価 1200 円 + 税
発行　株式会社山中企画
発売　株式会社星雲社

『長崎発★東洋医学医師　田中保郎の挑戦２　人の心は腸にあり』

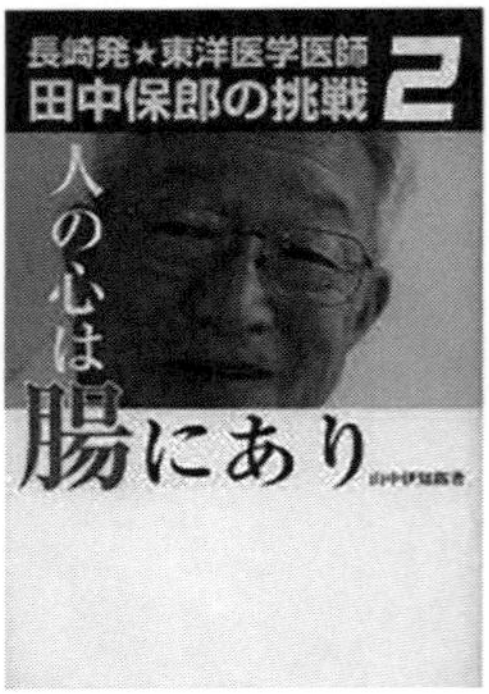

山中伊知郎・著

「うつ」「パニック障害」「アルツハイマー」「パーキンソン」「ひきこもり」……田中保郎は数々の病気の患者たちを、「腸」を診て治してきた！

ISBN978-4-434-17848-1　C0095
定価 1200 円 + 税
発行　株式会社山中企画
発売　株式会社星雲社